新 やさしい説明、上手な治療　Vol. 1

細菌から体を守る
プラークコントロール

編著　齋藤　淳

永末書店

● 執筆者一覧 ●

編集・執筆	齋藤　　淳	東京歯科大学歯周病学講座　教授
執筆	石井　善仁	東京歯科大学歯周病学講座　非常勤講師 片山歯科医院
	石塚　洋一	東京歯科大学衛生学講座　講師
	石原　和幸	東京歯科大学微生物学講座　教授
	今村健太郎	東京歯科大学歯周病学講座　助教 米国ニューヨーク大学　客員研究員
	色川　大輔	東京歯科大学歯周病学講座　助教
	上島　文江	東京歯科大学水道橋病院歯科衛生士部　士長
	江川　昌宏	東京歯科大学歯周病学講座　助教
	大井　麻子	東京歯科大学歯周病学講座　講師
	喜田　大智	東京歯科大学歯周病学講座　助教
	衣松　高志	東京歯科大学歯周病学講座　非常勤講師 きぬまつ歯科医院　院長
	杉戸　博記	東京歯科大学短期大学歯科衛生学科　教授
	勢島　　典	東京歯科大学歯周病学講座　講師
	富田　幸代	東京歯科大学歯周病学講座　准教授
	備前島崇浩	東京歯科大学歯周病学講座　助教

（五十音順）

はじめに

　歯やお口の健康の大切さは、国民に広く浸透し、厚生労働省の最新の調査結果では、8020（ハチマルニイマル）達成者、つまり80歳で20本以上の自分の歯を持つ人の割合は、5割を超えています。しかし、残っている歯は、必ずしもすべて健康な状態であるとは言えず、超高齢社会の日本においては、いかにして健康な歯を1本でも多く残し、お口の健康を維持していくかが課題となっています。

　むし歯や歯周病（歯肉炎、歯周炎）は、お口の健康にとって大きな問題となります。主な原因は、デンタルプラーク（バイオフィルム）中の特定の細菌による感染であり、わたしたちの体の防御反応も深くかかわっています。予防や治療で最も大切なのは、正しいプラークコントロールを、あなた自身と歯科医師・歯科衛生士がチームとなって行うことです。

　近年、歯周病が糖尿病や心臓・血管系、誤嚥性肺炎、その他さまざまな病気や全身状態に関係することがわかってきました。口の中のプラーク細菌やその毒素、さらにはそれらに対してわたしたちの体の細胞が作り出す物質が、血流を介して体のさまざまな部分に影響を及ぼします。したがってプラークコントロールは、お口の健康のみならず、全身の健康にも役立ちます。

　初版「細菌から体を守るプラークコントロール」は、前任の山田　了教授（現　東京歯科大学名誉教授）と講座員が中心となり執筆し、「やさしい説明、上手な治療」シリーズとして2001年に出版されました。今回、その内容を基に、新たな知見をふんだんに取り入れ、全面的に新しくしました。

　本書を通して、どのようにしてむし歯や歯周病になったり、歯が失われたりするのか、そしてどのように全身の健康にかかわるのかについて理解を深めてください。みなさまの健康の維持・向上に役立つことを執筆者一同、願っています。

　最後になりますが、ご多忙にもかかわらず執筆いただきました先生方、本書の内容にさまざまな示唆を与えていただきました初版の執筆者の皆様に、心から感謝の意を表します。また、本書のすべての過程でご尽力いただきました永末書店編集部の笹谷道弘氏に御礼を申し上げます。

2017年10月

東京歯科大学歯周病学講座 教授
齋藤　淳

● 目次 ●

巻頭イラスト

お口の健康が体の健康を守ります。
お口の細菌が糖尿病に関係します。
お口の細菌が心臓や血管の病気に関係します。
お口の細菌が早期低体重児出産に関係します。
お口の細菌が肺の病気に関係します。

PART 1　お口の細菌と病気

❶ むし歯 …………………………………………………………………………… 2
❷ 歯周病 …………………………………………………………………………… 3
❸ 口臭 ……………………………………………………………………………… 4
❹ お口の状態と病気 ……………………………………………………………… 5

PART 2　お口をきれいに

1　お口の健康を取り戻す！ ……………………………………………………… 8
● 重度の歯周炎だったAさんのケースを見てみましょう ………………………… 8
● Aさんの経過 ……………………………………………………………………… 10
　1．初診時 … 10／2．メインテナンス移行時 … 10／3．メインテナンス移行3年後 … 11／
　4．メインテナンス移行5年後 … 11

2　お口の中の悪い細菌を減らす！…それがプラークコントロールです ……… 12
❶ プラークコントロールとは？ …………………………………………………… 12
　歯肉縁上プラークと歯肉縁下プラーク … 12
❷ プラークコントロールの種類 …………………………………………………… 13
　方法による分類 … 13／誰が行うかによる分類 … 13
❸ セルフケアとは？ ………………………………………………………………… 14
　おもに歯肉縁上プラークコントロールです … 14
❹ プロフェッショナルケアとは？ ………………………………………………… 14
　おもに歯肉縁下プラークコントロールです … 14

3　ブラッシングの達人になろう－あなたのプラークコントロール－ ………… 15
❶ ブラッシングが大切な理由 ……………………………………………………… 15
　歯周病・むし歯の予防 … 15／歯周病治療成功へのカギ … 15／歯周病の再発防止 … 15／体の病気の予防 … 15
❷ ブラッシングの力 ………………………………………………………………… 16
　歯肉の炎症を抑えます … 16／口臭が改善します … 16／歯の揺れがおさまっていきます … 16
❸ ちょっと注意しましょう—歯や歯肉を傷つけないように ……………………… 18
❹ プラークの落としにくいところ ………………………………………………… 19
❺ 歯磨きの順序 ……………………………………………………………………… 20
　あなたに合うのはどれ？いろいろなブラッシング方法 … 20／バス法 … 21／スクラビング法 … 22／
　1歯ずつの縦磨き法 … 23／スティルマン改良法 … 25／チャーターズ法 … 26

❻ 歯ブラシが届かないところには ·· 27
デンタルフロス … 27／歯間ブラシ … 28／特殊な歯ブラシ … 28

4　歯科医師・歯科衛生士が行うプラークコントロール ························· 30
❶ 歯石を知る ··· 30
歯肉縁上歯石と歯肉縁下歯石 … 30／肉眼で見ると … 30／エックス線写真で見ると … 31

❷ プロフェッショナルケアの種類 ··· 32
1. 歯肉縁上の機械的プラークコントロール … 32／2. 歯肉縁下の機械的プラークコントロール（スケーリング・ルートプレーニング）… 32／3. 歯肉縁下の化学的プラークコントロール … 32

❸ スケーリング・ルートプレーニング ··· 33
❹ 治療経過を見てみましょう ·· 34
1　初診 … 34／2　歯周基本治療後 … 35／3　メインテナンス期 … 35

5　気になるお口のにおい（口臭） ·· 37
❶ お口の中のこんな症状に注意をしましょう ··· 37
歯肉から出血したり、腫れたりしていませんか？… 37

❷ こうすればなおる、お口のにおい ··· 40

PART 3　お口のトピックス

1　お口の細菌は体をむしばみます ·· 42
お口の細菌と糖尿病 … 42／お口の細菌と心血管系疾患 … 43／お口の細菌と細菌性心内膜炎 … 44／お口の細菌と早期低体重児出産 … 45／お口の細菌と誤嚥性肺炎 … 46

2　歯周病になりやすい人って、どんな人？ ·· 47
細菌因子：プラークの量が多く、歯周病原細菌の割合が多い人 … 47／宿主因子：体の抵抗力が下がっている人 … 47／環境因子：生活習慣に問題がある人 … 47

3　むし歯：気をつけたいポイント ·· 49
4　むし歯のお話、あれこれ ·· 50
唾液の働き … 50／ステファンカーブ… 50／むし歯になりやすいおやつ、なりにくいおやつ … 51／代用甘味料… 51／フッ化物の働き … 52／フッ化物の応用法 … 52

PART 4　お口をきれいにする豆事典

❶ 歯ブラシの使い分け ·· 54
歯ブラシの硬さの選び方 … 54／歯ブラシヘッドの大きさ：「大きめ」と「小さめ」… 55

❷ 歯磨き回数 ·· 56
❸ ブラッシング圧と効果 ·· 57
ブラッシング圧とストローク … 57／歯肉のマッサージ効果 … 58

❹ 歯磨き剤（歯磨き粉） ··· 59
成分と作用 … 59／むし歯の予防に効果的な使い方 … 60

❺ 洗口剤 ·· 61
種類 … 61／分類、有効成分とおもな製品名 … 61／使用上の注意点 … 61

❻ PTC・PMTC ·· 62
PTC（Professional Tooth Cleaning）とは … 62／PMTC（Professional Mechanical Tooth Cleaning）とは … 62／PMTCの各ステップ … 63

お口の健康は全身の健康にとって大切です。

正しいプラークコントロールで健康を保ちましょう！

口の中の細菌は700種類以上であることがわかっています。なかでも歯やその周りに付着するデンタルプラーク中の細菌は、むし歯や歯周病の原因となります。

最近の研究により、プラーク細菌は口の病気だけでなく、全身状態や病気にも影響を及ぼすことがわかってきました。

プラーク1mg中には約10^8（1億）個もの細菌がいます。これらの細菌は炎症を起こす物質を持っていたり、作ったりします。細菌や炎症物質は、血管を通じて全身の器官に広がります。

こんな全身状態・病気にかかわっています

- 糖尿病
- 肥満
- 心臓血管系疾患
- 骨粗鬆症
- 早期低体重児出産
- 自己免疫疾患
- 誤嚥性肺炎

プラーク細菌を取り除くプラークコントロールは、一生の宝である歯やお口の健康を守るだけではなく、全身の健康にもつながります。

本書で、正しいプラークコントロールについて学んでいきましょう。

POINT　デンタルプラーク

歯や口の中の固形構造物上に付着または固着した白色～黄白色の軟性の付着物。有形成分は主として細菌である。バイオフィルムとも呼ばれる。

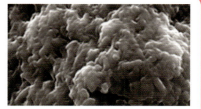

デンタルプラーク（バイオフィルム）の走査型電子顕微鏡画像
（画像提供：東京歯科大学　石原和幸教授）

お口の健康が体の健康を守ります。

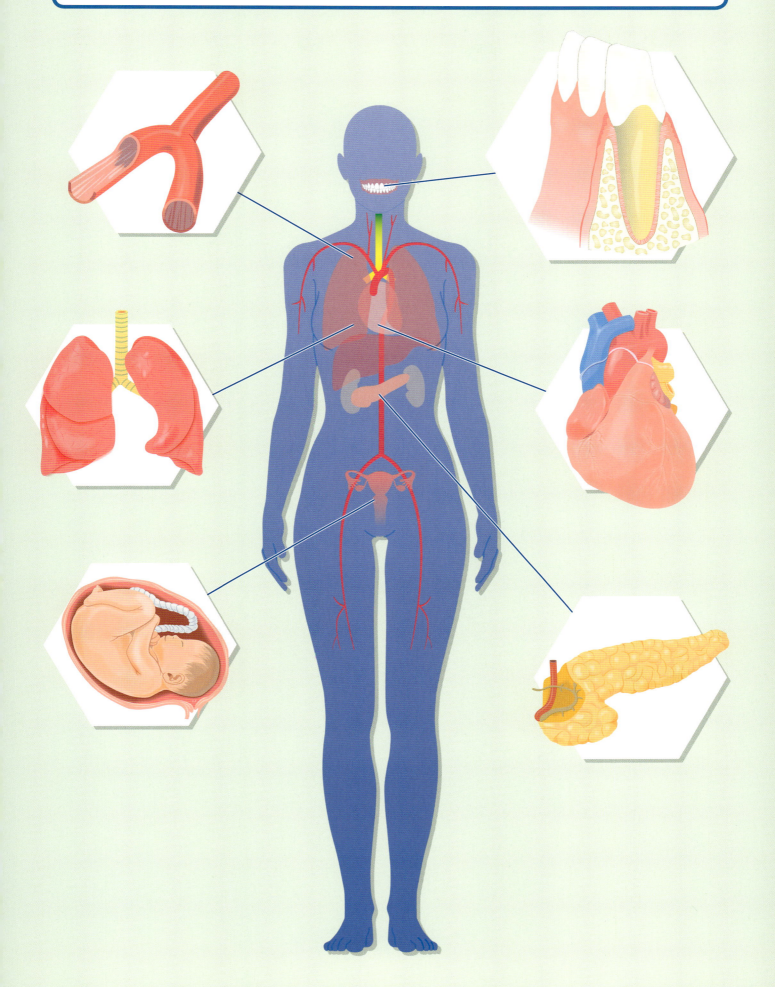

お口の細菌が

糖尿病に

お口の細菌が糖尿病に関係します。

　歯と歯肉の間のプラークにいる歯周病原細菌などの細菌に反応して体の細胞は、炎症性サイトカインという活性物質を作ります。

　この炎症性サイトカインは、インスリンが血糖の濃度をコントロールする働きを邪魔します（インスリン抵抗性）。

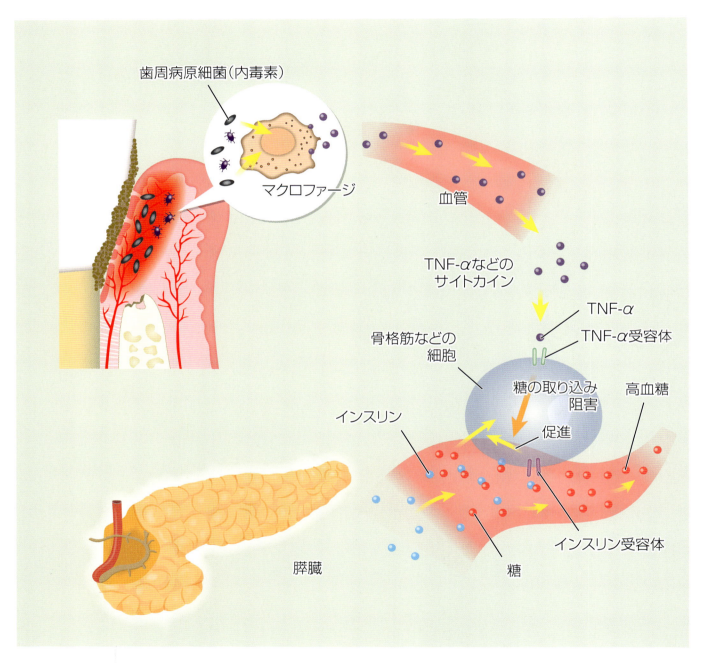

詳しくは42ページを見て下さい。

POINT　サイトカイン
各種細胞から分泌され、細胞間のシグナル伝達を媒介するタンパク質性因子の総称。

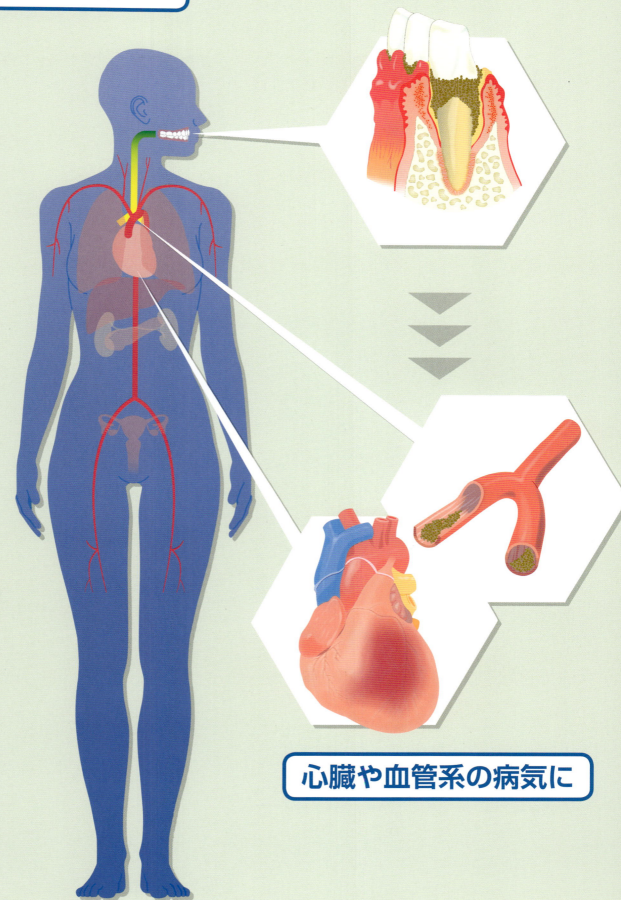

お口の細菌が心臓や血管の病気に関係します。

歯周病原細菌が直接、血管に入ったり、細菌に対して作られた炎症性サイトカインが心臓や血管内皮に悪い影響を及ぼします。

動脈硬化症を引き起こし、血管が詰まって心臓の病気（虚血性心疾患）や脳梗塞の原因になることがあります。

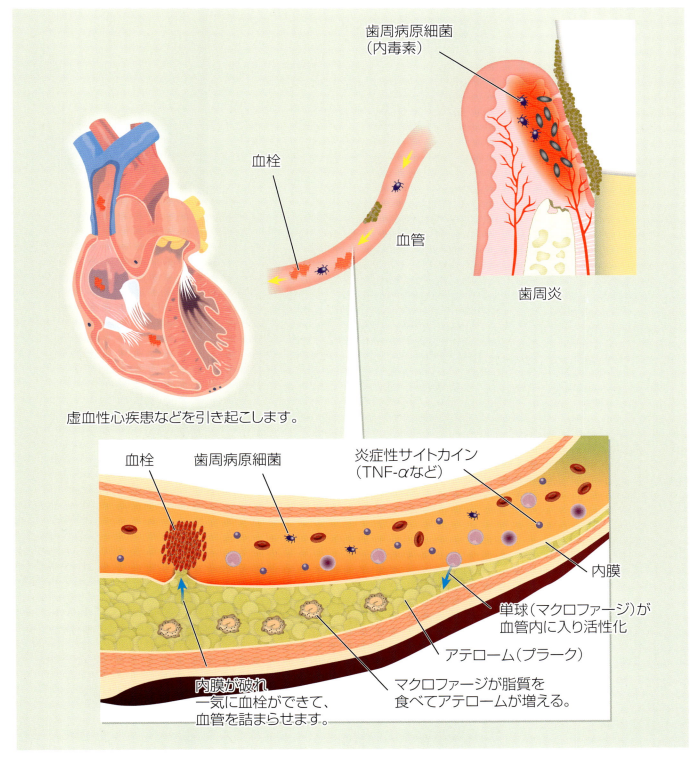

詳しくは43ページを見て下さい。

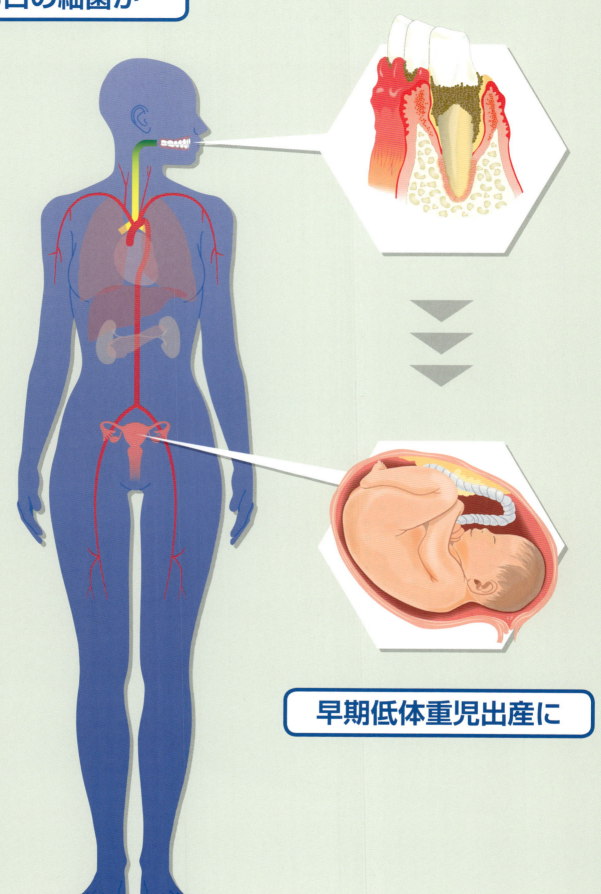

お口の細菌が早期低体重児出産に関係します。

歯周病原細菌やそれに対して作られた物質が、出産にも影響を与えます。

歯周病原細菌が体の細胞を刺激し、炎症性サイトカイン・プロスタグランジンが作られます。これが、早期低体重児出産の一つの要因となることがあります。

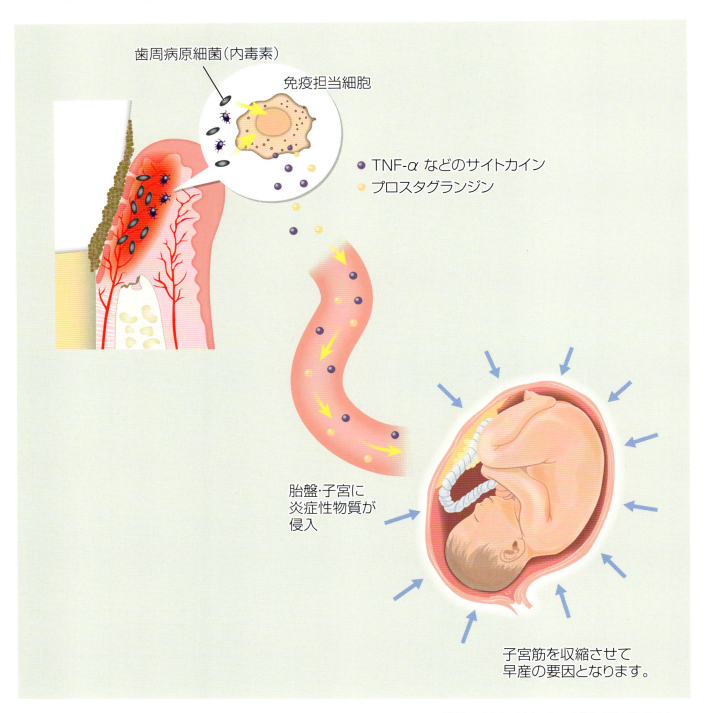

詳しくは 45 ページを見て下さい。

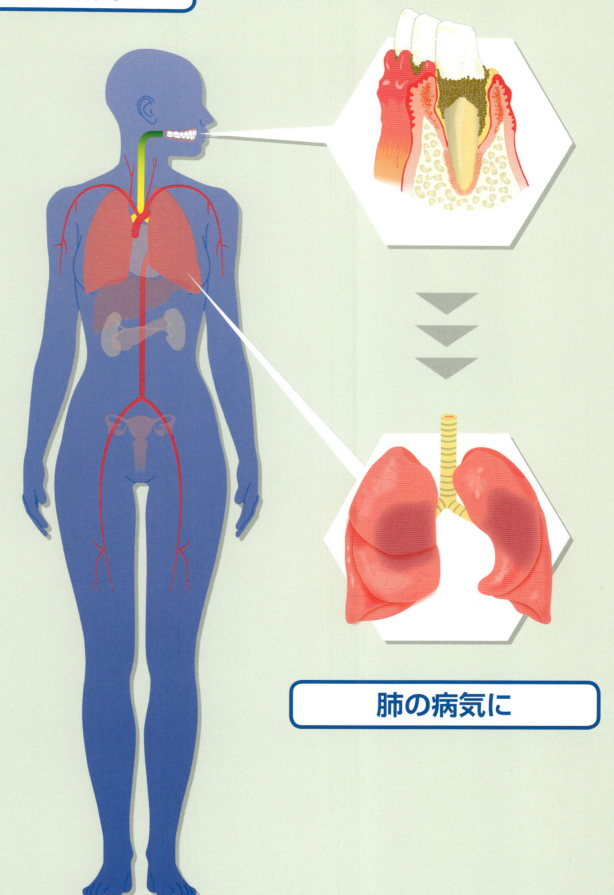

お口の細菌が肺の病気に関係します。

　歯周病原細菌やその他の口腔細菌が、肺に入り込んで肺炎を引き起こすことがあります。

　病気や加齢により食べて飲む機能（摂食嚥下機能）が低下したり、体の抵抗力に問題があると、肺炎になりやすくなります（誤嚥性肺炎）。

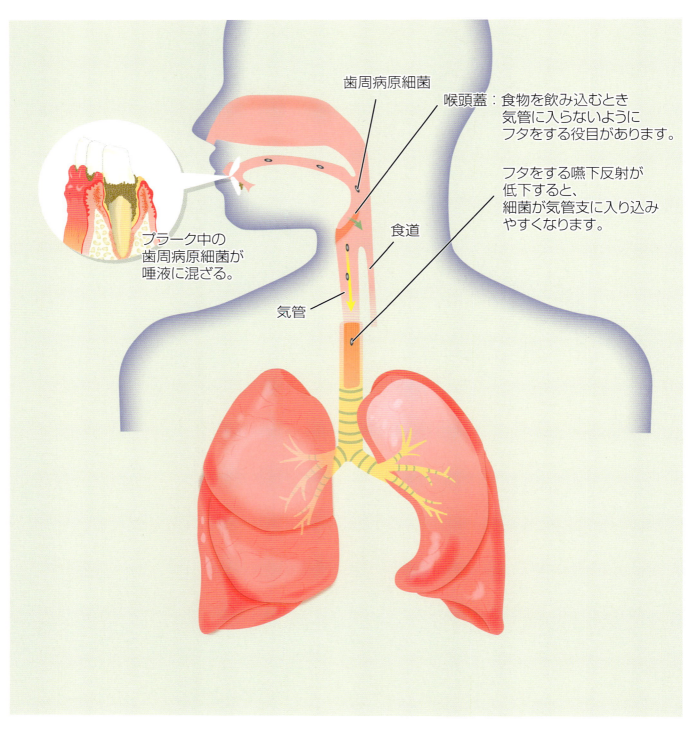

詳しくは46ページを見て下さい。

PART 1
お口の細菌と病気

PART1　お口の細菌と病気

1　むし歯

● **むし歯は、デンタルプラーク中の細菌が作り出す酸によって、歯が溶かされる病気です。**

　むし歯の原因となるミュータンスレンサ球菌という細菌は、砂糖などの糖を利用してプラーク中で酸を作ります。この酸によって歯が溶かされる病気が、むし歯です。

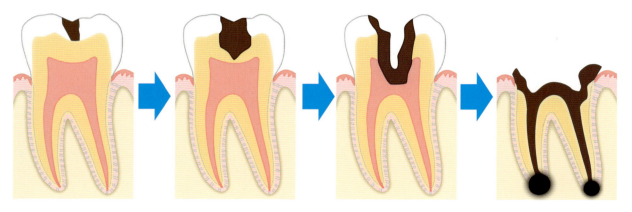

　穴があいたむし歯は、自然には治りません。放っておくと進行して、最後には歯根だけになってしまいます。

POINT　むし歯になりやすいところ
奥歯の溝の部分、歯と歯の間、歯と歯肉の境目です。

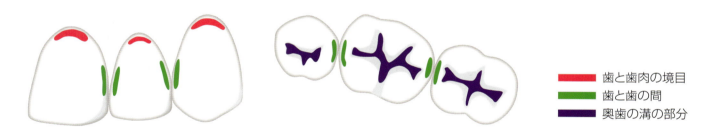

■ 歯と歯肉の境目
■ 歯と歯の間
■ 奥歯の溝の部分

　そのほかにも、磨きにくい一番奥の歯、歯周病などで歯肉がやせて出てしまった歯根の部分、歯ぎしりなどで歯がすり減っている部分、入れ歯のバネの下の部分などは、プラークがたまりやすく、むし歯になりやすいので注意しましょう。

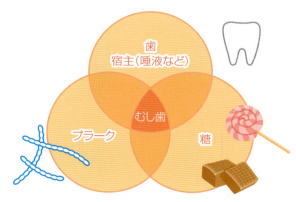

カイスの3つの輪

　歯、プラーク、糖の3つすべてが揃ったときに、むし歯は発生します。
　むし歯を予防するためには、フッ化物で歯を強くしたり、歯についているプラークをきちんと除去したり、甘いものをダラダラと間食しないようにして、この3つの要素を揃えないようにすることが大切です。

2 歯周病

● 歯周病（歯肉炎・歯周炎）の原因は、デンタルプラーク中の細菌です

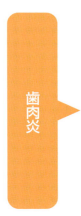
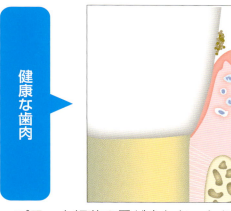
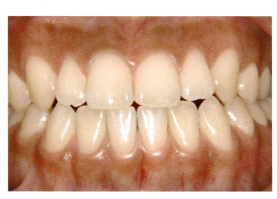

　プラーク細菌の量が少なかったり、体の防御機能がうまく働いていると、歯周組織は健康な状態を保つことができます。

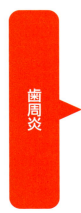
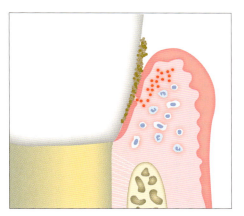
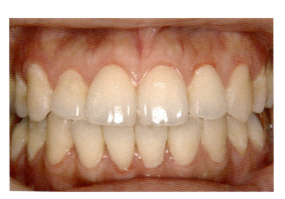

プラーク細菌と体の防御機能のバランスが崩れると、歯肉に炎症が生じ歯肉炎になります。

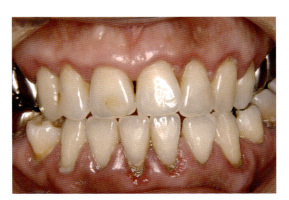
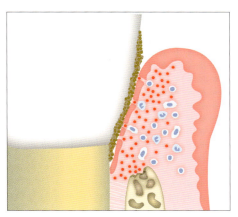

歯肉炎がさらに進んで、歯肉以外の歯周組織まで炎症が及ぶと**歯周炎**になります。
歯周炎が進行すると骨が溶けて歯の揺れ（動揺）が大きくなり、やがて歯は抜けてしまいます。

PART1 お口の細菌と病気

3 口臭

● お口のにおい（口臭）の原因は細菌です

　お口の中には何億もの細菌がいます。この細菌がお口の中のタンパク質を分解することによって、においが発生します。誰にでも必ずお口のにおいはあります。お口をきれいにしていないと、細菌が増え、歯肉に炎症が起きて（分解されるタンパク質が多くなる）、悪臭といえるほどのにおいになります。これが口臭です。口臭のほとんどがお口の中の病気が原因なので、お口の中を清潔に保つことが大切です。

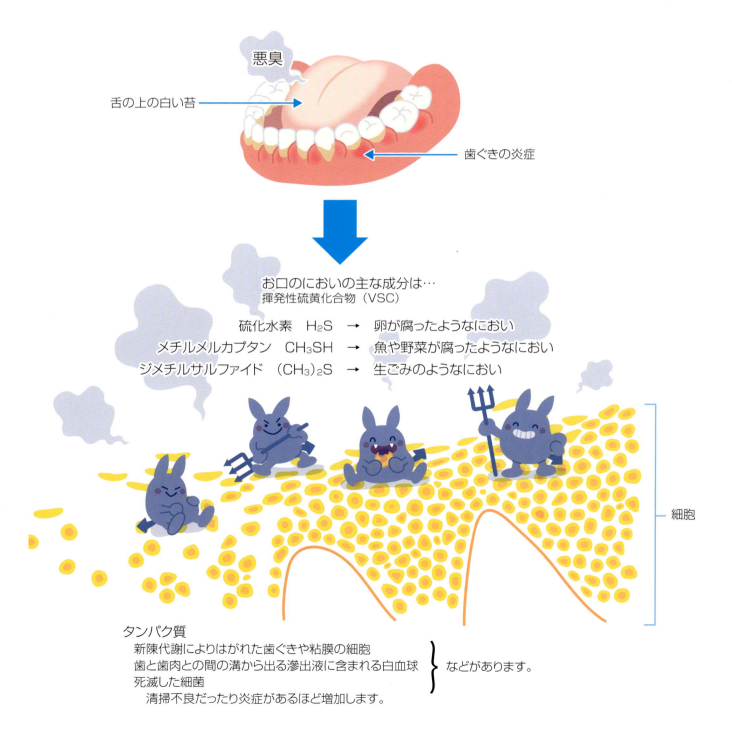

お口のにおいの主な成分は…
揮発性硫黄化合物（VSC）

硫化水素　　　　H_2S　　→　卵が腐ったようなにおい
メチルメルカプタン　CH_3SH　→　魚や野菜が腐ったようなにおい
ジメチルサルファイド　$(CH_3)_2S$　→　生ごみのようなにおい

タンパク質
　新陳代謝によりはがれた歯ぐきや粘膜の細胞
　歯と歯肉との間の溝から出る滲出液に含まれる白血球　｝などがあります。
　死滅した細菌
　　清掃不良だったり炎症があるほど増加します。

4 お口の状態と病気

● お口の細菌が全身の健康に影響を及ぼします

　お口は、私たちにとって必要不可欠な食べ物などを栄養摂取するときの大切な入り口です。しかし、その入り口が、歯周病原細菌によって引き起こされた歯周病に罹患していると、歯周病原細菌が血液の中に入り込み、全身の組織、臓器に運ばれ、全身的に健康を害することになってしまいます。

お口だけでなく、全身の健康管理を行うための重要な手段がプラークコントロールなのです。

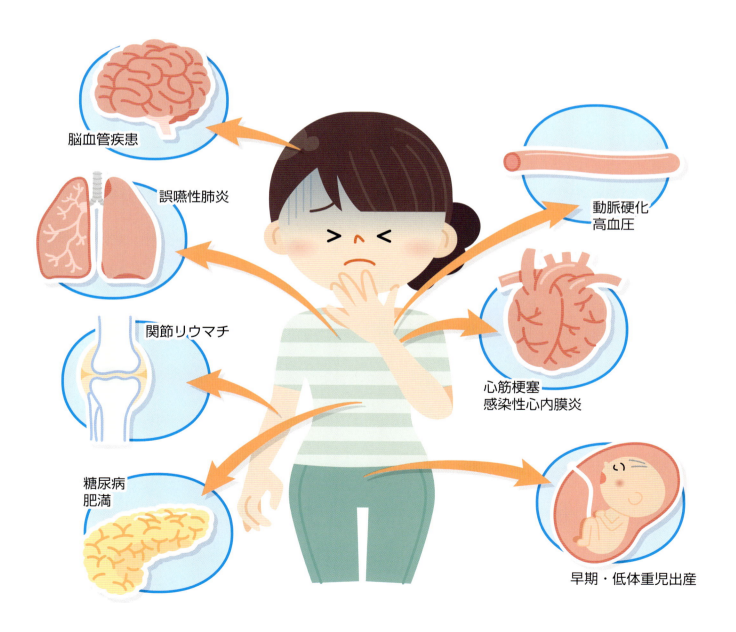

脳血管疾患／誤嚥性肺炎／関節リウマチ／糖尿病 肥満／動脈硬化 高血圧／心筋梗塞 感染性心内膜炎／早期・低体重児出産

PART1　お口の細菌と病気

● 歯周病はQOLにも影響します

　プラーク中の歯周病原細菌と口の中の防御機構のバランスが崩れて歯周病になると、歯とその周りの組織が破壊されるだけでなく、全身の健康が損なわれることもあります。

　その結果、満足にかむことができないなど、生活の質（QOL）にも悪影響がでます。

　しかし、基本的な歯周病の治療で、口の中に関連するQOLは改善することもわかっています。

　このことからも、お口の健康を維持していくことは、充実した食生活を送るためにも、全身の健康を保つためにも、非常に重要なことがわかります。

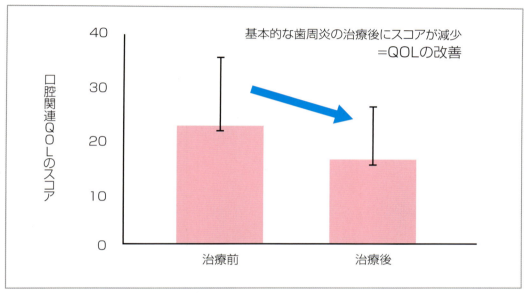

図　歯周炎患者58名の歯周基本治療前後の口腔関連QOLスコア（Saito A. et al. 2010）

参考文献
Saito A, et al. Effect of initial periodontal therapy on oral health-related quality of life in patients with periodontitis in Japan. J Periodontol. 2010;81:1001-9.

PART 2
お口をきれいに

1 お口の健康を取り戻す!

2 お口の中の悪い細菌を減らす!…それがプラークコントロールです

3 ブラッシングの達人になろうーあなたのプラークコントロールー

4 歯科医師・歯科衛生士が行うプラークコントロール

5 気になるお口のにおい（口臭）

PART2　お口をきれいに

1 お口の健康を取り戻す！

● 重度の歯周炎だった A さんのケースを見てみましょう

年齢：51 歳
性別：男性
主訴：右下の歯がグラグラして噛めない
口腔清掃状態：不良（プラークスコア：57％；理想は 20％ 以下）
　　　　　　　ブラッシング回数：3 回／日
歯肉の炎症：顕著（奥歯で歯肉炎指数：2）
歯槽骨の吸収：全体に中等度～重度の骨吸収

積極的な歯周治療期

歯周基本治療	歯周外科治療
●**患者さんが行ったこと：お口の中の細菌を減らす** 　A さんの重度歯周炎の原因は、第一にプラークの沈着です。A さん自身のブラッシングの習慣を改善して、お口の中の細菌を減らすことに全力を傾けました。 ●**歯医者・歯科衛生士が行ったこと：歯周ポケット内の細菌を減らす** 　歯ブラシでは取り除けない、深い歯周ポケット内（歯と歯肉の間の溝）のプラークや歯石は、スケーリング・ルートプレーニングで除去し、歯肉縁下（歯ぐきの下）をきれいにしました。グラグラしていて保存することが困難な歯はやむを得ず抜歯し、噛める環境をつくるために義歯を作製しました。	フラップ手術などの歯周外科治療によって、深いポケット内に取り残されているプラークや歯石を完全に取り除き、それにより歯周ポケットが浅くなりました。 　左下の奥歯は、抜歯が適応と考えられる状態でしたが、患者さんのできるだけ歯を残したいという希望から歯を半分に切断し、後方の歯根のみ抜歯しました。

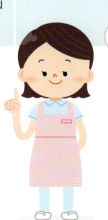

治療の様子を見てみましょう

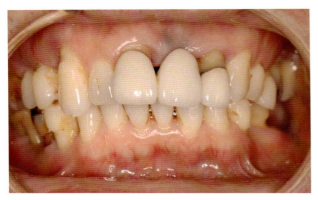

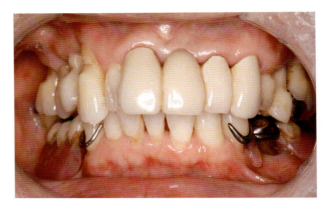

Aさん：治療前　　　　　　　　　　　　　Aさん：治療後

　Aさんは重度の歯周炎でしたが、決して特殊なケースではありません。
　このまま放置した場合には、その多くの歯が抜歯となり、総義歯となる可能性もあったケースです。

	改善された歯周組織の維持
口腔機能回復治療	メインテナンス
プラークが溜まりにくく磨きやすい環境作り、かみ合わせを回復するためにブリッジや義歯などの治療を行いました。 　奥歯がなくなると、前歯に負担がかかり、そのままにしておくと歯が動き、揺れ始めて抜歯になる可能性があります。そのため、奥歯で噛める環境をつくることが歯を保存するのに重要となります。 　また、保存が難しいと思われた左下の奥歯を半分だけ残したことで義歯の安定が得られています。	Aさんはメインテナンス（歯科医院で定期的にお口の中のチェックをすること）を現在まで5年間継続しており、健康な状態が維持されています。

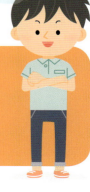

なるほど、メインテナンスが大切なんだ！

日頃のブラッシングがとても大切ですが、
メインテナンスを受け、ブラッシング状態や
噛み合わせのチェックを行うことで
お口の健康を維持できます。

PART2　お口をきれいに

● Aさんの経過

1. 初診時

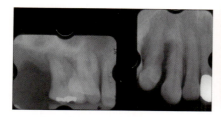
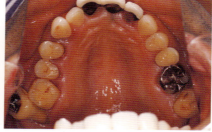
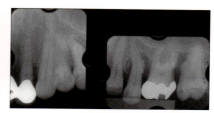
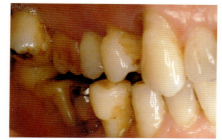
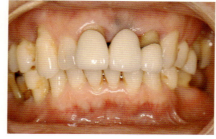
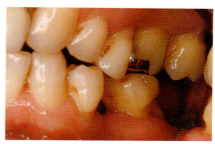
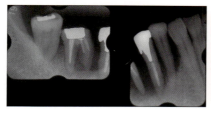
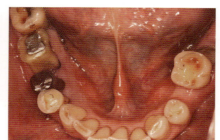
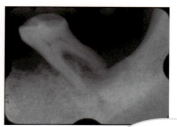

2. メインテナンス移行時

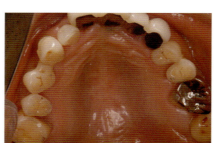
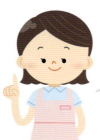

歯の周りに歯石が付いています。下の奥歯は根の先端まで骨が吸収しています。

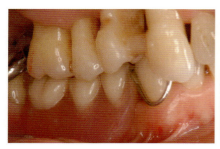
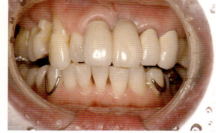
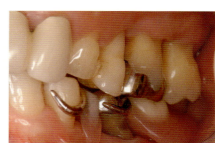
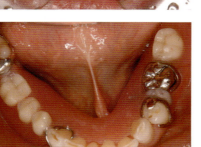

3. メインテナンス移行3年後

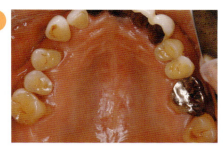
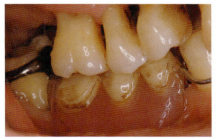
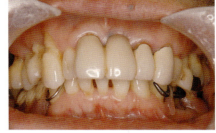
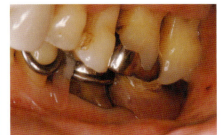
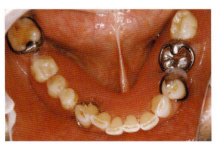

4. メインテナンス移行5年後

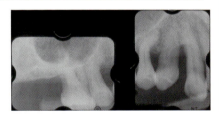
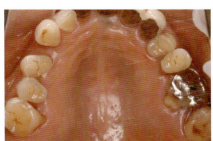
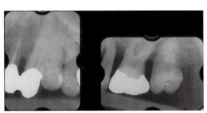
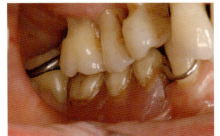
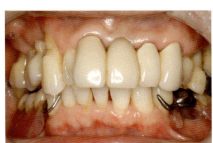
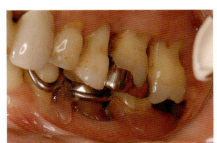
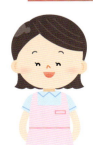

歯肉が健康な状態で維持されています。

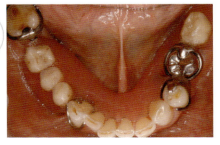
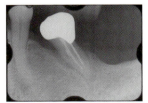

PART2 お口をきれいに

2 お口の中の悪い細菌を減らす！
…それがプラークコントロールです

1 プラークコントロールとは？

　プラークコントロールとは、歯面に付着したプラーク（細菌の塊）を除去し、プラークの再付着を防止して口腔内を清潔に保つことです。

● 歯肉縁上プラークと歯肉縁下プラーク

　プラークは、歯の表面についている場所によって、歯肉を境として歯肉縁上プラークと歯肉縁下プラークとに分けられます。そのプラーク1mgあたり約10億個の細菌がいるといわれています。この細菌が歯周病を引き起こします。

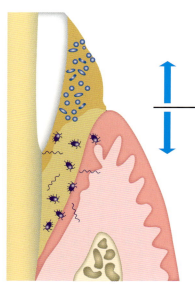

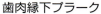

歯肉縁上プラーク
歯肉より外側の歯についているプラークで、目で見ることができます。

歯肉縁下プラーク
普通の状態では見えないプラークです。
歯肉溝（歯と歯肉の間の溝で、歯周炎の場合は歯周ポケットといいます）内のプラークです。

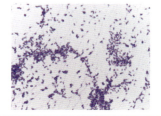

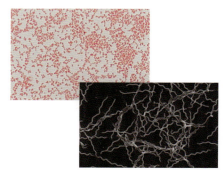

（画像提供：東京歯科大学　石原和幸教授）

プラーク染色薬で、赤く染まっているところが歯肉縁上プラークです。

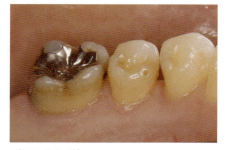

（染め出し前）

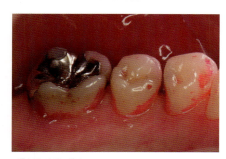

（染め出し後）

12

2 プラークコントロールの種類

プラークコントロールには、方法による分類と、誰が行うかによる分類があります。

● 方法による分類

ブラッシングなどによる**機械的プラークコントロール**と洗口剤などによる**化学的プラークコントロール**があります。

機械的プラークコントロール （物理的にプラークを除去する方法）	ブラッシング 補助的清掃用具の使用 スケーリング・ルートプレーニング PMTC（Professional Mechanical Tooth Cleaning） PTC（Professional Tooth Cleaning）　など
化学的プラークコントロール （歯磨剤や洗口剤などの薬効成分を用いて、プラークの形成を抑制する方法） ※機械的プラークコントロールと併用	歯磨剤 洗口剤 ポケット内洗浄　など

● 誰が行うかによる分類

患者さんが自分で行う**セルフケア**と歯科医師・歯科衛生士が行う**プロフェッショナルケア**があります。

セルフケア、プロフェッショナルケア両方とも大切ですが、プラークは毎日の食生活で付着します。毎日、自分自身でプラークコントロールをすることが重要です。

その上で、患者さんがプラークを除去しにくいところ（歯と歯の間など）や除去できないところ（歯肉縁下プラークなど）を歯科医師・歯科衛生士が清掃します。

セルフケア （患者さん自身のケア）	ブラッシング 補助的清掃用具の使用 歯磨剤、洗口剤の使用　など
プロフェッショナルケア （歯科医師、歯科衛生士によるケア）	スケーリング・ルートプレーニング PMTC（Professional Mechanical Tooth Cleaning） PTC（Professional Tooth Cleaning） ポケット内洗浄　など

＊プラークコントロールについては32ページを参照。
＊PMTC、PTCについては62ページからの解説を参照。

PART2 お口をきれいに

3 セルフケアとは？

● おもに歯肉縁上プラークコントロールです

● 歯ブラシを使って……
　ブラッシングはプラークコントロールの一番の基本です。うがいだけではプラークは除去できません。

● 補助的な道具を使って……
　デンタルフロス、歯間ブラシやタフトブラシを使うと歯と歯の間のプラークなどが効率的に除去できます。これらの道具をうまく使うことで、お口の中をさらにきれいにすることができます。

● 洗口剤などを使って……
　お口の中の状況によってはブラッシングだけでプラークを除去するのは難しいこともあります。そこで、ブラッシング後の補助的な方法として、洗口剤などを使うことがあります。

4 プロフェッショナルケアとは？

● おもに歯肉縁下プラークコントロールです

　歯と歯肉の境目に、歯ブラシの毛先はどのぐらい深く入るのでしょうか？その限界は1～2mmといわれています。そのため、歯ブラシだけでお口の中のプラークをすべて除去することは困難です。
　そこで、普通の歯ブラシでは届かない歯肉縁下プラークコントロールを、歯科医師や歯科衛生士が行います。こうしてプラークコントロールを、患者さんと歯科医療専門職との二人三脚で行っていきます。

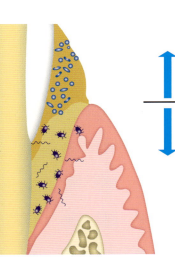

歯肉縁上プラーク
Streptococcus mutans
Streptococcus sobrinus など

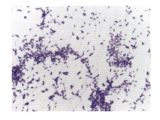

歯肉縁下プラーク
Treponema denticola
Porphyromonas gingivalis
Aggregatibacter actinomycetemcomitans
など

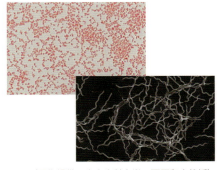

（画像提供：東京歯科大学　石原和幸教授）

参考文献
奥田克爾：新口腔感染症とアレルギー　一世出版株式会社，東京，2000．
吉江弘正ほか　編：臨床歯周病学　医歯薬出版，東京，2013（第2版）．
Waerhaug J.：Effect of toothbrushing on subgingival plaque formation. J Periodontol 52: 30-34, 1981.

3 ブラッシングの達人になろう
― あなたのプラークコントロール ―

1 ブラッシングが大切な理由

● 歯周病・むし歯の予防
歯周病・むし歯の原因は細菌です。細菌を取り除くことによりこれらの病気にならないようにします。

● 歯周病治療成功へのカギ
初期の歯肉炎であれば、ブラッシングで十分に健康な歯肉を取り戻せます。
また、歯周病の進行を遅らせることができます
歯科医院での歯周病治療をしている際には、家庭でのブラッシングが一番大切な治療となります。
これを正しく行うことで治療がスムーズに進行し、治療効果も高まります。

● 歯周病の再発防止
通常の歯周病の治療後、**メインテナンス**（歯周病の治療が一通り終了し、定期健診を行うこと）や**サポーティブ・ペリオドンタルセラピー**（安定はしていますがまだ歯周病が残っている場合の定期的な治療）の時期に家庭で正しいブラッシングを行うことで、歯周病の再発・進行を防止します。

● 体の病気の予防
お口の中をきれいにすることによって、お口の中の細菌が関係する全身の病気を予防できます。

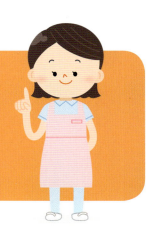

ブラッシングは私たち歯科医師・歯科衛生士の治療以上に大切です。
「たかが歯ブラシ、されど歯ブラシ」です。
しっかり行うことで歯と体の健康を守っていきましょう！

PART2　お口をきれいに

2 ブラッシングの力

● **歯肉の炎症を抑えます。**
* 歯肉の腫れが引いていきます。
* ブラッシング時の歯肉からの出血が減ります。
* 歯周病の原因となる細菌を減らし歯肉の抵抗力を増します。
* ブラッシングを続けることで、炎症のない健康な歯肉を保つことができます。

● **口臭が改善します。**

● **歯の揺れがおさまっていきます。**

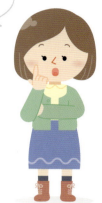

ブラッシングの効果はすごいですね

Aさん

<初診>（42歳、女性）

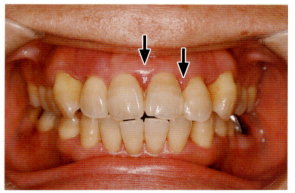

歯肉からの出血を気にして来院した患者さんです。全体的に歯肉が腫れ、ブラッシング時に出血が見られる状態でした（矢印）。

<ブラッシング指導時>

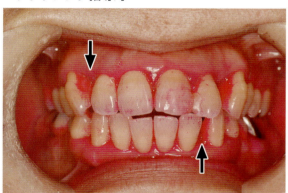

プラークを染め出すと、特に歯と歯の間に多量のプラークが残っていることがわかりました（矢印）。

<ブラッシング指導4週後>

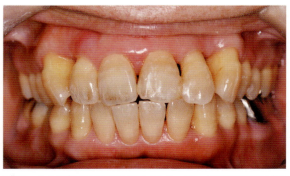

ブラッシングを徹底することによって、歯肉の腫れが改善しました。

<歯周治療終了後3年>

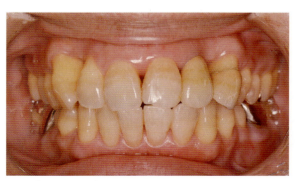

良いブラッシングが維持されていることで、歯周病の進行は止まり、引きしまった歯肉が維持されています。

Bさん

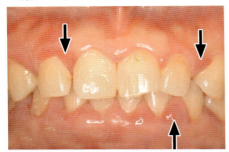

＜初診＞（56歳、女性）

歯肉が腫れています（矢印）。ブラッシングが不十分なためプラークも見られます。ブラッシングすると出血します。

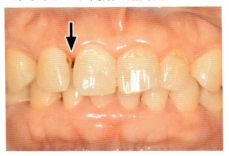

＜ブラッシング開始4週間後＞

歯肉の腫れが減ってきました（矢印）。ブラッシング時の出血が減り、隠れていた歯石も見えてきました。

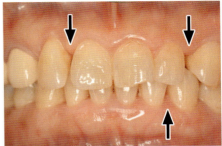

＜スケーリング終了後＞

ブラッシングと歯石の除去（スケーリング）によって、歯肉の腫れがさらに改善しました。

Cさん

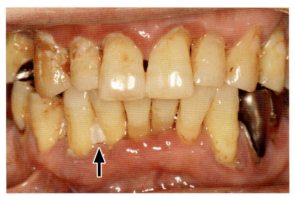

＜初診＞（67歳、女性）

全体的にプラークが多くみられ、下の歯の間には食べ物のカスも残っています（矢印）。このような状態では歯周病は進行してしまいます。

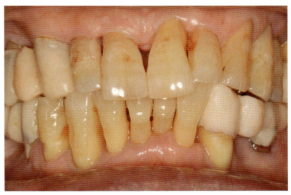

＜ブラッシング指導4週後＞

ブラッシングと歯石の除去、および歯に合わない被せ物を仮の歯に変えることによって歯肉の腫れが改善しています。

Dさん

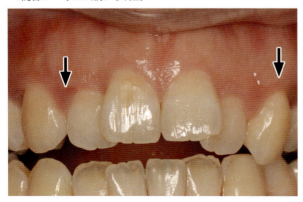

＜初診＞（39歳、女性）

歯肉に軽度の腫れが認められます(矢印)。

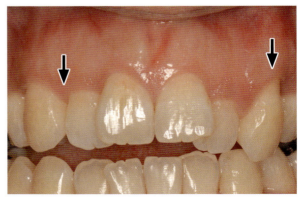

＜ブラッシング指導4週後＞

このような軽度の歯肉炎のケースではブラッシングのみで健康な歯肉を取り戻すことができます(矢印)。

PART2 お口をきれいに

3 ちょっと注意しましょう―歯や歯肉を傷つけないように

<クレフト>　　　　　　　　　<フェストゥーンと磨耗>　　　　<ブラッシングによる擦過創>

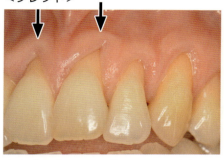 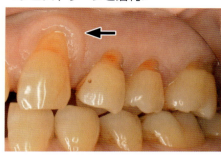 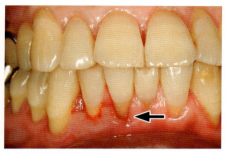

強すぎるブラッシング圧によって歯肉が下がってきています（矢印）。　さらなるブラッシングは歯の根っこがすり減ることにもつながります（矢印）。　誤ったブラッシング方法によって歯肉が下がり、傷ついています（矢印）。

　ブラッシングの圧力が強すぎたり、ストローク(前後への動かし方)が大きいと、歯肉がこすれ潰瘍や歯のすり減り、歯の根が露出するなどの弊害が起きます。ブラッシングの圧は200〜300gが適当です。

＊ブラッシングの圧については57ページを参照。

18

4 プラークの落としにくいところ

① 親知らずなど、一番奥の歯のまわり
② あっていない被せ物
③ 歯並びの悪い部位
④ 歯と歯の間や、歯と歯肉のさかい目

自分自身では見えにくい部分、くぼんでいるために歯ブラシが当たりにくい部分はプラークを取り除くことが難しいといえます。

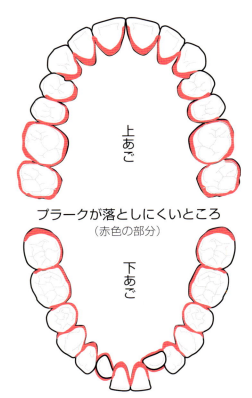

プラークが落としにくいところ
（赤色の部分）

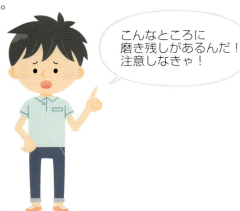

こんなところに磨き残しがあるんだ！注意しなきゃ！

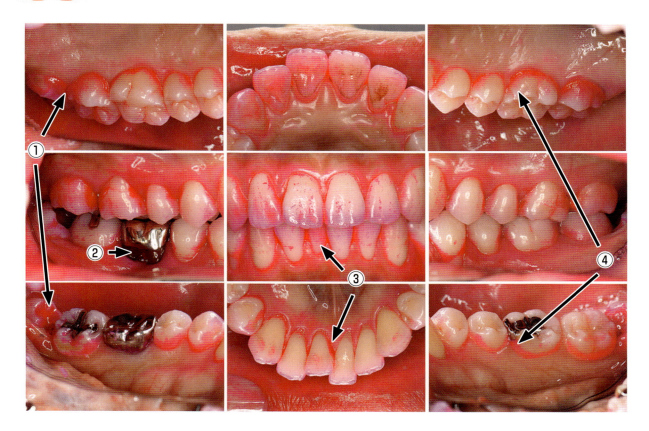

プラークの残っている部分が赤い色で示されています。歯の重なっているところ、べろ（舌）側の歯と歯の間などに磨き残しがみられます。

PART2 お口をきれいに

5 歯磨きの順序

ブラッシングを行う際には部位ごとに順番を決めておくことで、磨き残しを少なくし、かつ効率的に行えます。

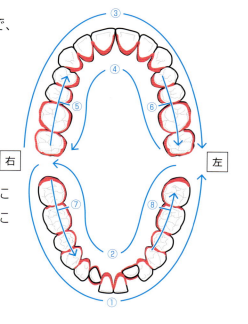

Step 1	下あごの表側を右から左に
Step 2	下あごの裏側を左から右に
Step 3	上あごの表側を右から左に
Step 4	上あごの裏側を左から右に
Step 5、6	上あごの奥歯の噛み合う面を右・左それぞれに
Step 7、8	下あごの奥歯の噛み合う面を右・左それぞれに

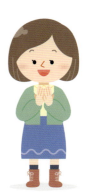

これなら忘れることなく全部の歯が磨けそう！

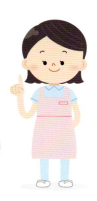

奥歯の後ろや歯と歯の間もていねいに磨いてね！

● **あなたに合うのはどれ？いろいろなブラッシング方法**

代表的なブラッシング法には以下のようなものがあります。それぞれの特徴を見てみましょう。

	歯磨き法	このような場合に	難しさ
プラークの除去に優れた方法	バス法	歯周病の予防に	やや難しい
	スクラビング法	歯周病の予防に	やさしい
	1歯ずつの縦磨き法	歯並びの悪い部分や歯と歯のすき間に	やや難しい
歯肉へのマッサージ効果が高い方法	スティルマン改良法	腫れた歯肉の引き締めに	難しい
	チャーターズ法	歯肉の引き締めとプラークの除去に	難しい

21ページからの解説を参考にして、確実にプラークを落としましょう！

歯並びや歯の形、歯肉の状態は人それぞれです。独自の方法で行わず、あなたの状態にあった磨き方を歯科医院で教えてもらいましょう！

みがきかた ## バス法　　比較的やわらかめの歯ブラシ

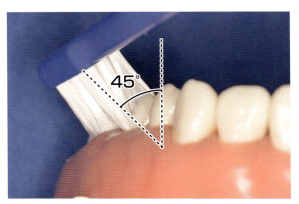

1. 歯ブラシの毛先を歯と歯肉との境目におき、毛先を歯の面に対して約45°の角度で当てます。

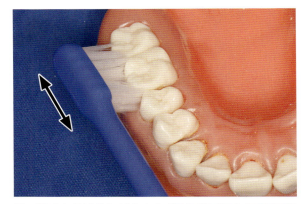

2. 軽く力を加えながら小きざみに歯ブラシを20回ほど動かします。

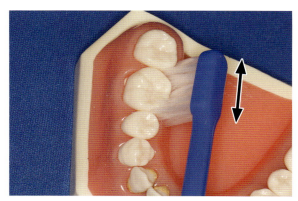

3. 奥歯の裏側も、毛先を歯の面に対して約45°の角度で当て、小きざみに歯ブラシを20回ほど動かします。

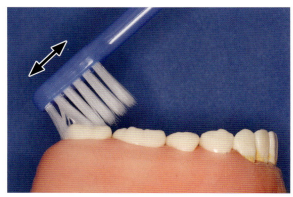

4. 一番奥歯のうしろ側は、口を大きく開け、歯ブラシのつま先を歯のうしろに押し込み、20回ほど動かします。

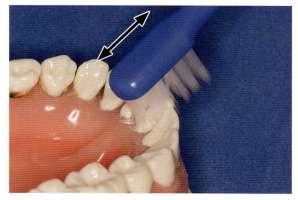

5. 前歯の裏側は、歯ブラシを縦にして毛先を当て、1歯ずつ小きざみに20回ほど動かします。歯ブラシのかかとを使っても構いません。

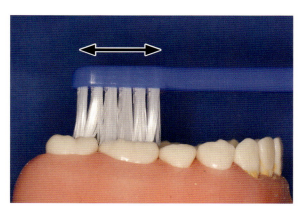

6. 奥歯のかみあう面では、歯ブラシの毛先を歯の溝にできるだけ深くしっかり押し当て、前後に動かして磨きます。

PART2 お口をきれいに

スクラビング法

みがきかた

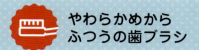
やわらかめから
ふつうの歯ブラシ

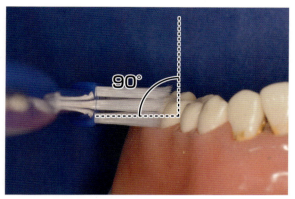

1. 歯の表側では、歯ブラシの毛先を歯の面に対して直角に当てます。

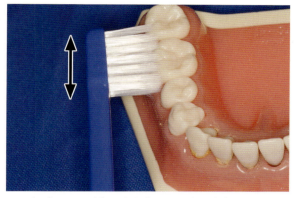

2. 歯ブラシの毛先は歯と歯の間と歯と歯肉の境目に当て、軽く力を加えながら、歯ブラシを小刻みに前後に20回ほど動かします。

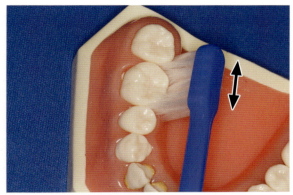

3. 歯の裏側では歯ブラシの毛先を歯の面に対して約45°の角度で当てます。表側と同様に軽く力を加えながら、歯ブラシを小刻みに前後に20回ほど動かします。

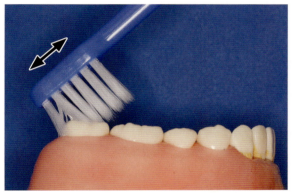

4. 一番奥歯のうしろ側は、口を大きく開け、歯ブラシのつま先を歯のうしろの面に当て、20回ほど動かします。

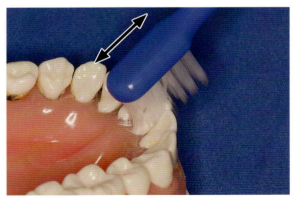

5. 前歯の裏側は、歯ブラシを縦にして、つま先もしくはかかとの部分を当て、1歯ずつ小きざみに歯ブラシを20回ほど動かします。

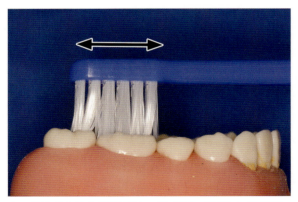

6. 奥歯のかみあう面では、歯ブラシの毛先を歯の溝にできるだけ深くしっかり押し当て、前後に動かして磨きます。

みがきかた 1歯ずつの縦磨き法

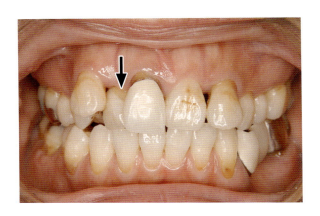

　左写真のように、歯が前後にずれてしまい磨きにくくなっている場所に関しては、1歯ずつていねいに磨くことが必要です。
　このような歯に関しては1歯ずつの縦磨き法を用いて、歯と歯の間のプラーク除去を効果的に行いましょう。

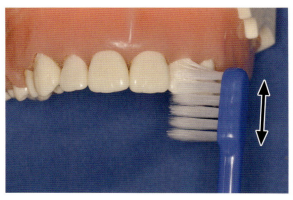

1．上の前歯を磨くときは、歯ブラシを縦にして歯の面に当て、歯ブラシのつま先を歯と歯の間に当てて上下方向に動かします。

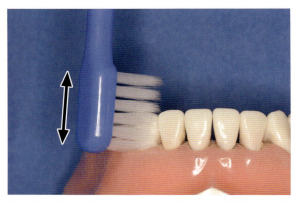

2．下の前歯を磨くときは、歯ブラシを上下逆にし、歯ブラシを縦にして歯の面に当て、歯ブラシのつま先を歯と歯の間に当てて上下方向に動かします。

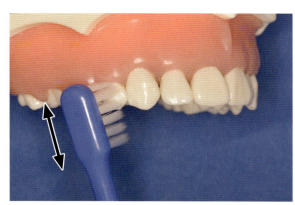

3．奥歯では、奥に行くほど歯ブラシが斜めになりやすいですが、できるだけ歯ブラシを縦にして歯の面に当て、歯ブラシのつま先を歯と歯の間に当てて上下方向に動かします。

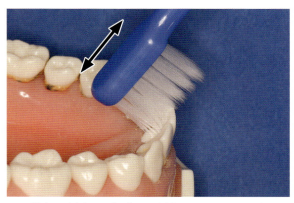

4．前歯の裏側も、歯ブラシを縦にして入れ、1歯ずつ歯ブラシのつま先を歯と歯の間に入れて上下方向に動かします。

PART2 お口をきれいに

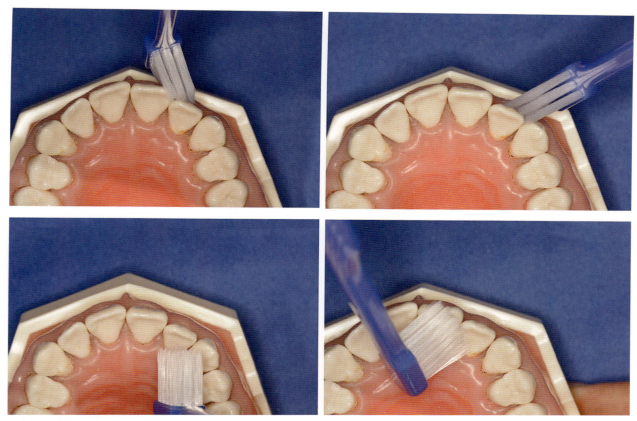

6．それぞれの歯の各面に合うように角度を少しずつ変えて、歯ブラシが歯の面全体に当たるようにします。

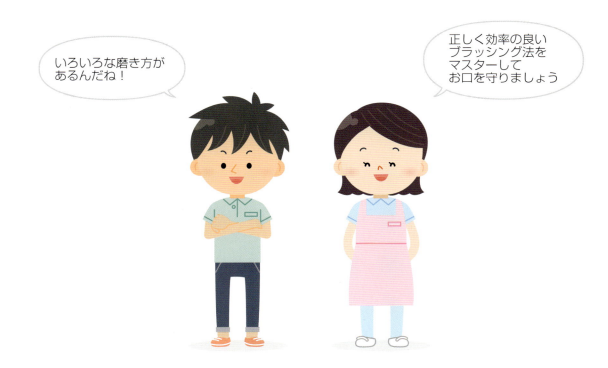

24

みがきかた スティルマン改良法　🪥 毛が長くかための歯ブラシ

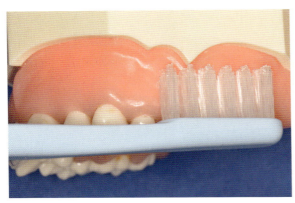

1. はじめに歯ブラシの柄の部分を歯のかみあう面と同じ高さに置きます。

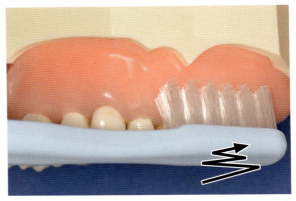

2. 歯肉に力を加えながら歯ブラシを少し回転させ、歯と歯肉の境目のところで小きざみに10回程度動かします。

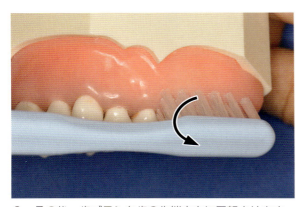

3. その後、歯ブラシを歯の先端方向に回転させます。

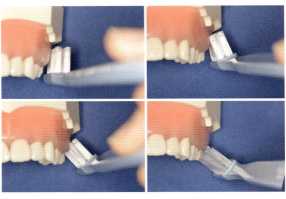

4. これまでのステップにおける歯ブラシの動きを違う角度から示します。

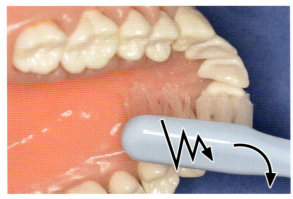

5. 前歯の裏側は、歯ブラシを縦にして、裏側の歯肉をガイドとして歯ブラシのかかとを歯肉に当て、小きざみに数回動かしてから、かき出すように磨きます。

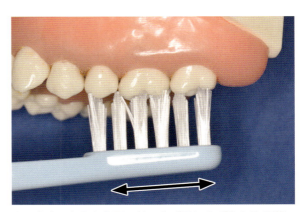

6. 奥歯のかみあう面では、歯ブラシの毛先を歯の溝にできるだけ深くしっかり押し当て、前後に動かして磨きます。

PART2 お口をきれいに

みがきかた
チャーターズ法

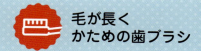
毛が長く
かための歯ブラシ

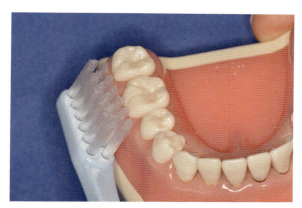

1. はじめに歯ブラシの毛先を歯の先端方向に向け、歯ブラシのわき腹を歯の側面に当てます。

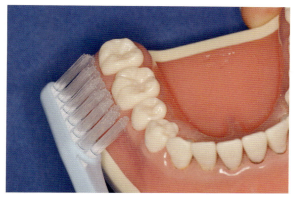

2. 歯ブラシをそのまま歯肉のほうに少し移動させ、歯ブラシのわき腹が歯の面にも歯肉にも触れるようにします。

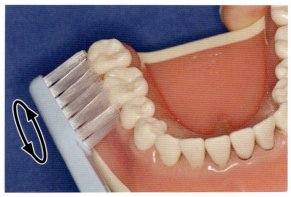

3. その状態で歯ブラシをわずかに回転させ、歯と歯肉に歯ブラシの毛が曲がる程度の力を加え、小さい円を描くような振動を与えます。

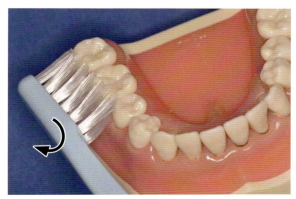

4. その後、歯ブラシを歯肉の方向に回転させます。

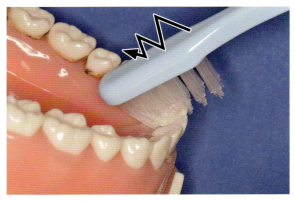

5. 前歯の裏側は、歯ブラシを縦にして、1歯ずつ歯ブラシのつま先を歯肉のほうへ滑らせながら、歯と歯肉の境目で歯肉に圧を加え、振動させます。

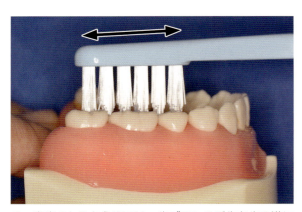

6. 奥歯のかみあう面では、歯ブラシの毛先を歯の溝にできるだけ深くしっかり押し当て、前後に動かして磨きます。

26

6 歯ブラシが届かないところには……

　お口の中のプラークの約80％は正しいブラッシングで除去できますが、歯と歯の間のプラークは50％前後しか除去できません。通常の歯ブラシに加えて、補助的な道具も使うことで、お口の中のプラークを90〜95％除去することができます。

● デンタルフロス

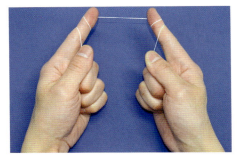 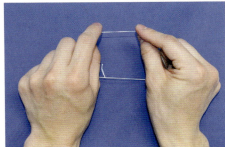

30〜45cmくらいを取りだして、このように指に巻いて使います。

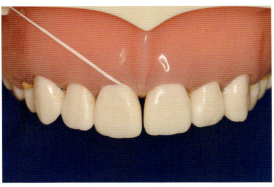 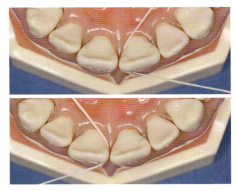

歯と歯の間にデンタルフロスを入れるときは、歯の面に沿わせながら斜めにてノコギリをひくように前後に動かして挿入します。挿入したら、左右の歯の面に沿わせながら上下にゆっくりと数回動かします(右図)。

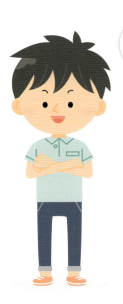

歯ブラシとデンタルフロスで、ほとんどのプラークが除去できるんだって！

PART2　お口をきれいに

● 歯間ブラシ

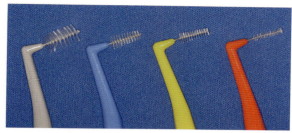

歯と歯のすき間の大きさに合わせて、無理せず挿入できる太さのものを選びましょう。
さまざまな大きさがあります。

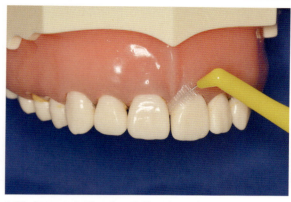
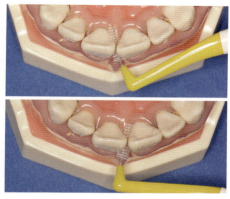

歯間ブラシの先端は歯の先端の方向（上の歯では下、下の歯では上）に向け、歯肉の形に沿わせるように、ゆっくりと挿入します。
挿入したら、隣り合う歯のそれぞれの面に対しブラシを当て、歯と歯肉の境目の汚れを取るように意識しながら、前後にゆっくりと数回動かします。

● 特殊な歯ブラシ

ワンタフトブラシ

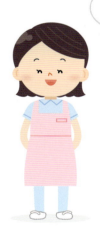

歯間ブラシが入らないところでも使えますね

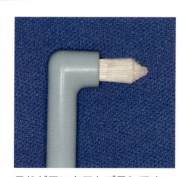

これがワンタフトブラシです。

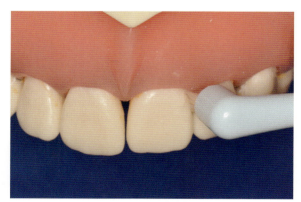

このように毛先を当てて使います。

　歯並びの悪い部分、抜いた歯の隣の歯、一番奥歯のうしろの面など、普通の歯ブラシが届きにくい部分に用います。
　歯と歯肉の境目に毛先を軽く当てながら動かします。歯と歯の間では毛先をゆっくりと振動させて使用します。

口腔洗浄器

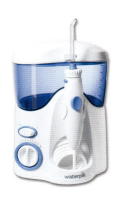
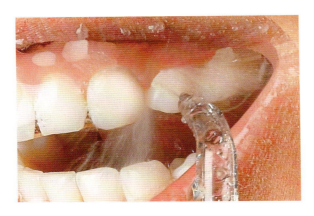

（ウォーターピック ウルトラ）

　口腔洗浄器のジェット水流が、奥歯のかみ合わせ面のくぼみ、歯と歯の間、歯と歯肉の境目の歯肉溝または歯周ポケットの食物残渣（口の中に残された食べ物などのかす）を洗い流し、歯肉のマッサージ効果もあります。

　また、水のかわりに、洗口液を使用することもあります。このような器械はお年寄りや障害のある人にも有効です。ただし、あくまでもブラッシングによるプラークコントロールの補助と考えてください。

電動歯ブラシ・音波ブラシ

現在、さまざまなタイプの電動(音波)歯ブラシが販売され、使う人も増えてきています。
手用歯ブラシと比べると……

① プラークの除去の効率が優れています。
② 歯肉の状態が良くなります（マッサージ効果があるため）。
③ 手用歯ブラシが上手に使えない人、障害のある人、歯列矯正中の人
　などのプラークコントロールに大変有効です。

とくに③について、電動歯ブラシ・音波ブラシは正しく使用すれば、忙しい方や、高齢者にも有用です。

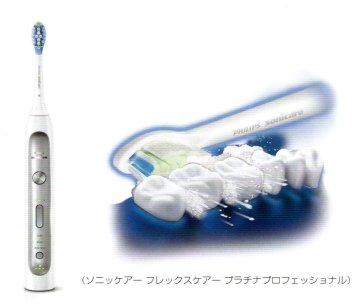

（ソニッケアー フレックスケアー プラチナプロフェッショナル）

29

PART2 お口をきれいに

4 歯科医師・歯科衛生士が行うプラークコントロール

1 歯石を知る

　歯石はでこぼこしていて、歯についていると、プラークがたまりやすくなります。歯石はブラッシングでは取ることはできないので、歯科医院で取ってもらいましょう。

● 歯肉縁上歯石と歯肉縁下歯石

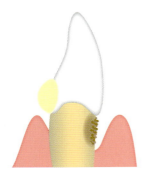

歯肉縁上歯石
歯肉縁下歯石よりやわらかくて速く作られ、黄白色をしています。

歯肉縁下歯石
歯肉縁上歯石より硬く、除去しにくいものです。暗褐色をしています。

● 肉眼で見ると…

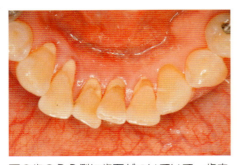
下の歯のうら側に歯石がついていて、歯肉が赤く腫れています。

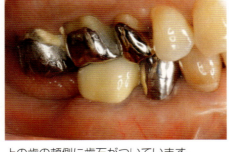
上の歯の頬側に歯石がついています。

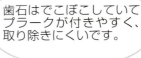
歯石はでこぼこしていてプラークが付きやすく、取り除きにくいです。

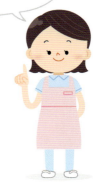

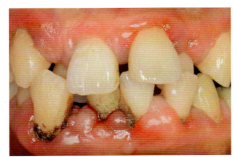
歯肉が下がってくると黒色の歯石が見えます。

歯肉縁上歯石：唾液中の成分によってプラークが石灰化してできます。唾液が多く出る下の歯のうら側や上の歯の奥歯の頬側にできやすいです。

歯肉縁下歯石：歯周ポケット内に出てくる液に含まれるカルシウム成分などによって歯肉縁下プラークが石灰化してできます。

30

● エックス線写真で見ると…

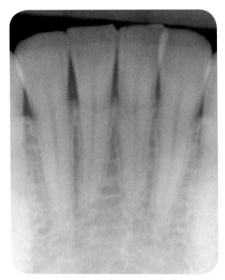
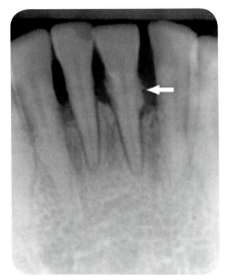

歯石のついていない歯　　　　　歯石がついている歯

歯石のついていないエックス線写真（左）と比べてみましょう。

歯石がついていると、でこぼこして見えます（矢印）。
歯石がついている根の部分の歯を支えている骨が溶けています。

PART2　お口をきれいに

2 プロフェッショナルケアの種類

歯肉縁上や歯肉縁下にある自分で取り除けないプラークの除去やプラークがたまりやすい原因（歯石や合わない歯の修復物など）を改善していきます。

● 1. 歯肉縁上の機械的プラークコントロール

患者さん自身のブラッシングが最も大切です。スケーリングやPMTCを行うなど、歯面をきれいにしたり、合わないつめ物や冠の調整や除去を行うこともあります。

● 2. 歯肉縁下の機械的プラークコントロール（スケーリング・ルートプレーニング）

歯周治療の基本です。プラークや歯石、感染した歯根の表面を、道具を使ってきれいにしていきます。

● 3. 歯肉縁下の化学的プラークコントロール

患者さん自身の歯肉縁上プラークコントロールがなされていることが重要です。機械的なプラークコントロールを優先して行います。歯周ポケット内を抗菌作用のある薬液で洗浄します。

＜初診時＞

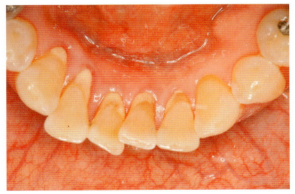

歯肉が赤く腫れています。ふれると出血もします。

＜スケーリング・ルートプレーニング、歯周ポケット内洗浄後＞

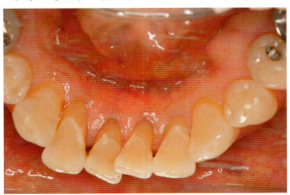

歯肉がひきしまりました。出血もほとんどみられません。

＜初診時＞

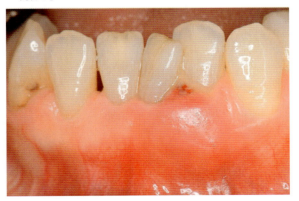

歯肉が赤く大きく腫れています。膿も出ています。

＜スケーリング・ルートプレーニング、歯周ポケット内洗浄後＞

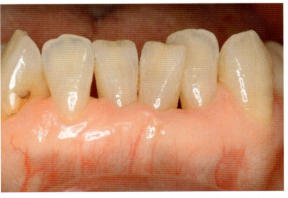

プラークや歯石を確実に取り除き、根面を滑沢（つるつる）にすることが大切です。

3 スケーリング・ルートプレーニング

歯科医師・歯科衛生士は、スケーラーという器具を使って歯肉縁下にアプローチします。

① 歯に付着したプラーク、歯石、その他の沈着物を手用スケーラーや超音波スケーラー、エアースケーラーを使って取り除きます（スケーリング）。

② 歯根の表面の病的な歯質をおもに手用スケーラーを使って取り除き、なめらかに、きれいにしていきます（ルートプレーニング）。

③ 最後に、歯周ポケット内を洗浄し、浮遊している歯石や汚染物を取り除きます。

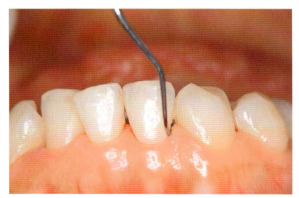

まず、根面の形や歯石がどこにどれくらいの量ついているのか調べます。

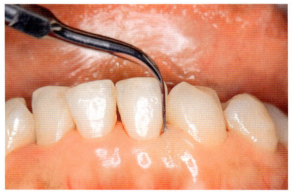

超音波スケーラー：毎分約3万回の超音波振動などの作用で、プラークや歯石を取り除く器械です。

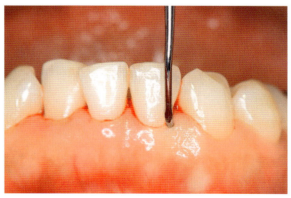

手用スケーラー：先端部に刃がついていて、プラーク、歯石を取り除きます。

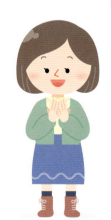

なるほど、いろんな器具を使っているのですね

PART2 お口をきれいに

4 治療経過を見てみましょう

1 初診

Eさん（42歳、女性）です。

歯肉が赤く腫れています。診査の結果、歯周炎（歯肉の炎症だけでなく骨も溶けています）が進行していることがわかりました。

Eさん自身のプラークコントロールと歯科医師・歯科衛生士による治療の両方が必要です。

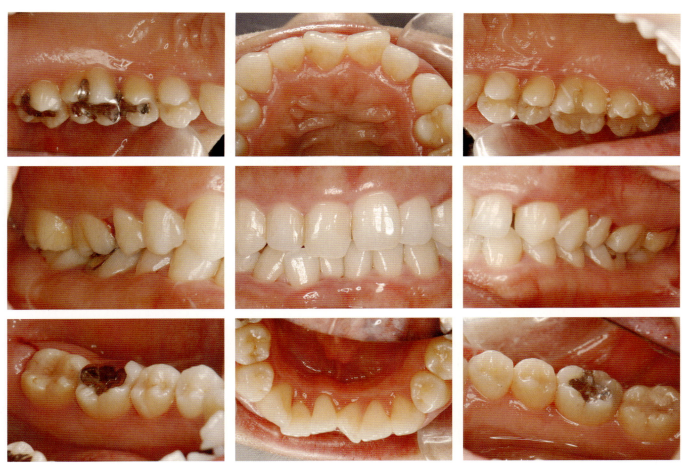

Eさんは、とくに歯と歯の間の歯肉が腫れています。歯肉から出血しているところもあります。

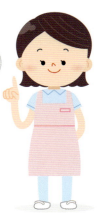

自分ではできない、いろいろな処置は、歯科医師・歯科衛生士にお願いしましょう

● 2　歯周基本治療後

　歯ブラシやデンタルフロスを使用したプラークコントロールがきちんと行えるようになりました。その後、歯肉の中の根の表面をきれいにするスケーリング・ルートプレーニングを行いました。歯肉からの出血もなくなり、歯肉の炎症が改善しているのがわかります。

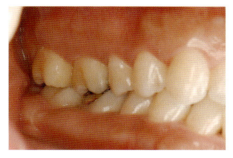
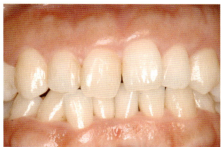
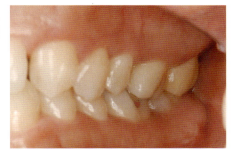

● 3　メインテナンス期

　約1年経過した状態です。3か月ごとに来院してもらっています。Eさん自身のプラークコントロールの効果もあり、歯肉の状態はさらに落ち着いています。

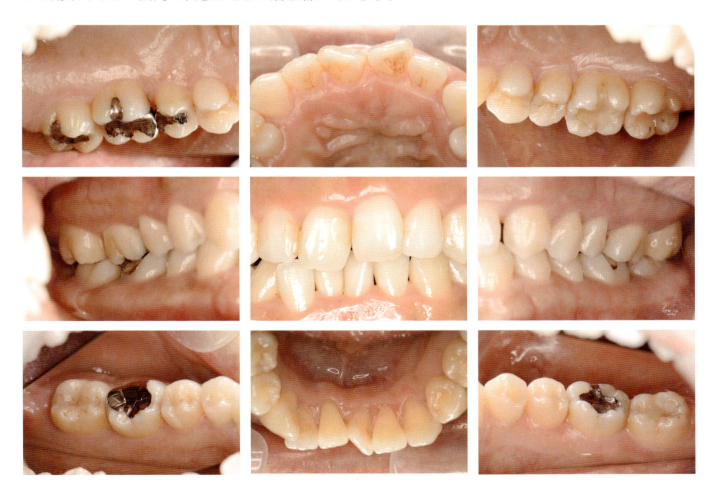

PART2　お口をきれいに

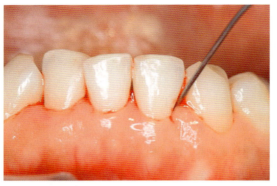
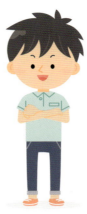

患者さん自身でプラークを除去しやすい環境にするための治療ですね

よく洗浄して、ポケット内のプラークや歯石を取り除きます。

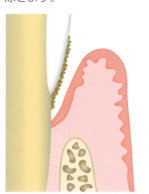 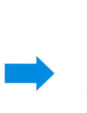 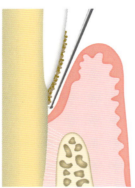 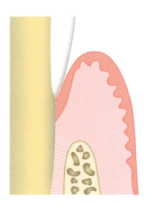

<初診時>　　　　　　　　　　　　<スケーリング・ルートプレーニング後>

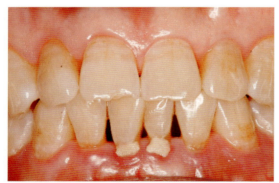 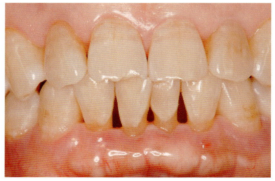

歯や歯石の周りの歯肉が腫れています。　　　　赤く腫れている歯肉がひきしまってきています。

<初診時>　　　　　　　　　　　　<歯周治療後>

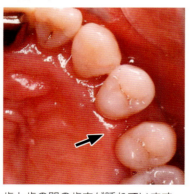 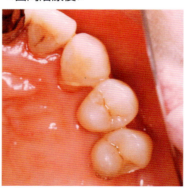

歯と歯の間の歯肉が腫れています。　　　　炎症により歯が移動してできたすき間（矢印）も炎症がなくなってくると、元のように閉じてくることもあります。

参考文献
1）吉江弘正，伊藤公一，村上伸也，申基喆　編集：臨床歯周病学．医歯薬出版，東京，2013（第2版）．
2）特定非営利活動法人 日本歯周病学会　編集：歯周治療の指針2015．医歯薬出版，東京，2016．

36

5 気になるお口のにおい（口臭）

1 お口の中のこんな症状に注意をしましょう

● 歯肉から出血したり、腫れたりしていませんか？

　口臭の原因となる病気としては、**歯周病**が代表的なものとしてあげられます。プラークコントロールが不十分になると悪い細菌が増え、歯肉は赤くなり、歯と歯の間の歯肉の形はシャープさがなくなり丸味を帯びてきます。これが歯周病の初期の症状で、**歯肉炎**といいます。軽度であれば口臭はほとんどみられません。しかしそのまま放置すると炎症は進行し、歯肉から膿が出たり、歯がグラグラしてよくかめなくなり、**歯周炎**になります。重度の歯周炎になると口臭が強く発生します。

　プラークコントロールが不十分で歯周病が進行すると、歯と歯肉の溝が深くなり（歯周ポケット）、歯周病の原因となる酸素を嫌う細菌が増えてきます。これらの菌はタンパク質を分解する能力を持っていて、歯肉が炎症により破壊されると、お口から悪臭を発生するようになります。

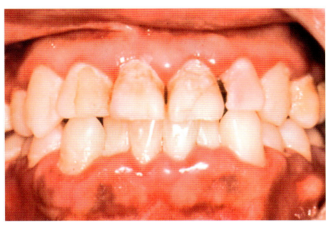

歯肉は赤く腫れ、炎症を起こしています。

● 舌の上に白い苔のようなものが付くことはありませんか？

　舌の上に黄白色の苔のようなもの（**舌苔**（ぜったい））が多量に付くことがありますが、これもお口のにおいの原因です。舌苔は細菌、はがれた上皮細胞、血球成分などを含みます。

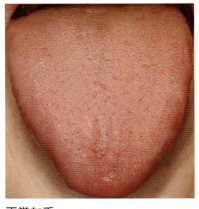

正常な舌　　　　　舌苔が付いた舌

37

舌苔の付着は、健康な人でも多少認められます。しかし、歯周病になったり、高齢者などでやわらかいものを多く食べている場合や、舌の動きが悪い（口の中のガンなど）場合などは舌苔の付着が多くなり口臭が発生しやすくなります。

● 入れ歯（義歯）に汚れがついていませんか？

清掃・手入れが悪いと、入れ歯（義歯）のピンクの部分（床）は水分を吸収しやすいため唾液成分が吸着し、臭気が染みこんで口臭の原因となります。また、入れ歯（義歯）と粘膜の間には細菌が増殖して、炎症を起こします。これらもまた口臭の原因となります。

● お口の中がねばねばしたり乾いたりしていませんか？

唾液にはお口の中をきれいにする自浄作用や抗菌作用などがあります。唾液の量が少なくなると、これらの作用が弱くなり、口の中が乾燥しプラークがたまりやすくなります。その結果、歯周病が悪化するなど口臭が発生しやすくなります。唾液の量が少なくなる原因として、薬（降圧剤、抗うつ薬など）の副作用やストレスなどがあります。

● むし歯がありませんか？

わずかなむし歯のために口臭が出ることは少ないですが、歯の神経が死んでしまうような進行したむし歯が多くある場合は注意が必要です。むし歯が多いということは、プラークコントロールが不十分であることが多く、歯周病にもかかっている可能性も考えられます。

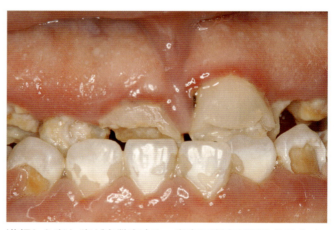

進行したむし歯が多数存在し、歯肉に炎症が認められます。
（東京歯科大学 野田克哉先生提供）

● 体の病気による口臭

耳鼻咽喉科領域の病気

耳鼻咽喉領域は、お口と交通しているためこの領域に炎症があると口臭の原因になることもあります。蓄膿症や扁桃腺炎、咽頭炎などがその一例です。

呼吸器の病気

肺壊疽のような腐敗菌による重い感染症では、強い悪臭がします。肺膿瘍や気管支の炎症も口臭の原因となります。

その他の重い内科の病気

糖尿病、肝硬変などの肝臓の病気、尿毒症などの腎臓の病気や悪性腫瘍による腐敗臭など、重い内科の病気では独特なにおいが出るといわれています。生死にかかわるこのような病気では、病気によるにおいとともにお口の中の状態も悪化しやすく、薬物によるにおいも加わるとさらに強い口臭となります。

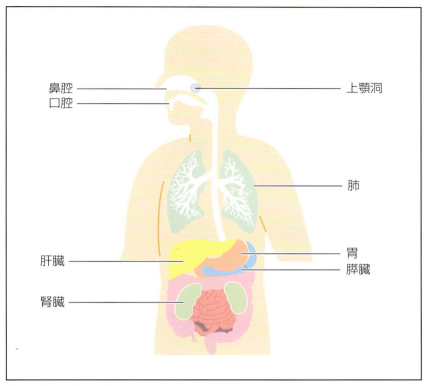

体の病気による口臭

体の中で古いものが新しいものと入れかわる働きがうまくいかないと、血液中に有害な物質が増えます。その結果、肺胞におけるガス交換で血液中の臭気が口の中から排出されます。しかし、全身の病気で強い口臭が発生することは、それほど多くはありません。

口臭（臭気）の分類[1]	
1．生理的口臭 健康な人の誰にでもしばしば認められる口臭で、病気によるものではないもの	・一般的な生理的口臭 　加齢性口臭、起床時口臭、空腹時口臭、緊張時口臭、疲労時口臭など ・ホルモンの変調などに起因する生理的口臭 　妊娠時口臭、月経時口臭、思春期口臭、更年期口臭など ・嗜好物・飲食物・薬物による生理的口臭 　ニンニク、アルコール、薬物（活性型ビタミン剤）など
2．病的（器質的・身体的）口臭	・歯科口腔領域の疾患 　歯周炎、特殊な歯肉炎、口腔粘膜の炎症舌苔、悪性腫瘍など ・耳鼻咽喉領域の疾患 　副鼻腔炎、咽頭・喉頭の炎症、悪性腫瘍など ・全身（内科）疾患 　糖尿病（アセトン臭）、肝疾患（アミン臭）、腎疾患（アンモニア臭）など

PART2　お口をきれいに

2　こうすればなおる、お口のにおい

　お口のにおいの原因は細菌です。その細菌が増えないようにするためには、プラークコントロールが非常に重要です。口臭の予防と治療は、歯ブラシを使用したブラッシングや舌ブラシを使用した舌の清掃が基本となります。歯周病による口臭の場合は、患者さん自身がきちんとプラークコントロールを行ったうえで歯周病の治療をすることで口臭は改善します。

＜舌の清掃＞

舌ブラシ
　上：ワイヤー植毛タイプ
　下：樹脂タイプ

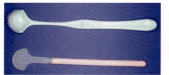

清掃前
舌苔の付着が認められます。

舌の清掃
舌ブラシによる清掃。

清掃後
舌苔は除去できました。

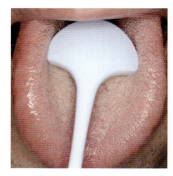
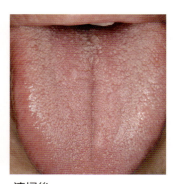

　舌の清掃は、1日1回口臭が最も出やすい朝に行うだけで十分です。やりすぎると舌を傷つけることがあるので気をつけましょう。

＜歯周病の治療により口臭が改善した例＞

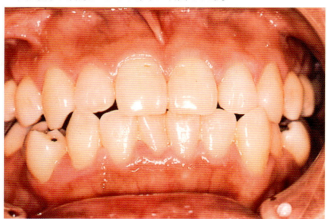

治療前の歯周炎
メチルメルカプタン（220 ppb）

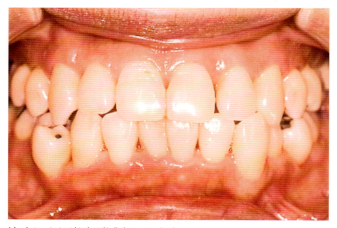

治療により炎症が減少した歯肉
メチルメルカプタン（28 ppb）

お口のにおいは？
　口臭測定機器による検査の結果、口臭に最も関係があるといわれるメチルメルカプタンは低下し、官能検査（呼気を検査者が直接嗅ぐ検査）でも口臭は改善しました。

参考文献
1）日本口臭学会 編著：口臭への対応と口臭症治療の指針 2014. 竹田印刷, 愛知, 2015.

PART 3 お口のトピックス

1. お口の細菌は体をむしばみます
2. 歯周病になりやすい人って、どんな人？
3. むし歯：気をつけたいポイント
4. むし歯のお話、あれこれ

PART3 お口のトピックス

1 お口の細菌は体をむしばみます

● お口の細菌と糖尿病

　感染などにより産生され炎症を起こす物質にTNF-αがあります。歯周病原細菌の成分は、歯周ポケット周囲の組織中のマクロファージなどの細胞にTNF-αを産生させ歯周炎を起こしますが、これが糖尿病にも影響を与えると考えられています。

　食事をした後に血糖値が上がりますが、血液中の糖を細胞が取り込むように指示するホルモンがインスリンで、これが機能せず血糖値が下がらないのが糖尿病です。糖尿病では感染を起こしやすくなるため、歯周炎も起こりやすくなります。一方、歯周炎が糖尿病に影響を与える可能性もあります。糖尿病のうち1型糖尿病は、生まれつきインスリンが産生できないものです。2型糖尿病は、インスリンが出ても血糖値が下がらないタイプです。2型糖尿病では、インスリンに反応して血糖値を下げる作用を、肥満により増加した脂肪組織などから産生されるTNF-αが阻害します。歯周病原細菌によるTNF-αがさらにその作用を増強すると考えられています。

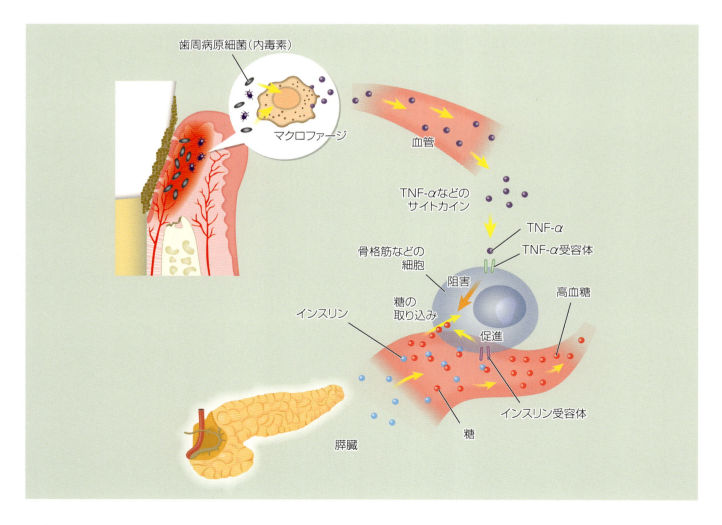

42

● お口の細菌と心血管系疾患

　従来、動脈硬化は、血圧やコレステロールの値が高いことや喫煙などが原因として知られていました。しかし、これに加えて、感染症が注目されています。血液中の悪玉コレステロール（LDL）が血管の壁にしみ込み、それを処理しようとしてマクロファージという細胞が血管の壁に入り込み、これを取り込んで処理します。そして血管の壁に悪玉コレステロールを処理した細胞がたまります。それが集まり血管の壁に油の塊のようなものができたものが動脈硬化です。油の塊を覆っている線維性被膜は破れやすくなっており、そこが破れると、修復するため血小板が集まり血の塊(血餅)ができ、場合によっては血管を詰まらせてしまいます(血栓)。これが心臓に血液を送っている冠状動脈で起こると心筋梗塞、脳の血管で起こると脳梗塞です。ポルフィロモナス ジンジバーリスなどの歯周病原細菌は、歯周炎の部位から血液中に入り込んでマクロファージの血管壁への侵入を促進したり、血栓の形成などにかかわるとともに、飲み込まれて腸に達し、腸内細菌のバランスを乱すことによって動脈硬化の進行を促進すると考えられています。

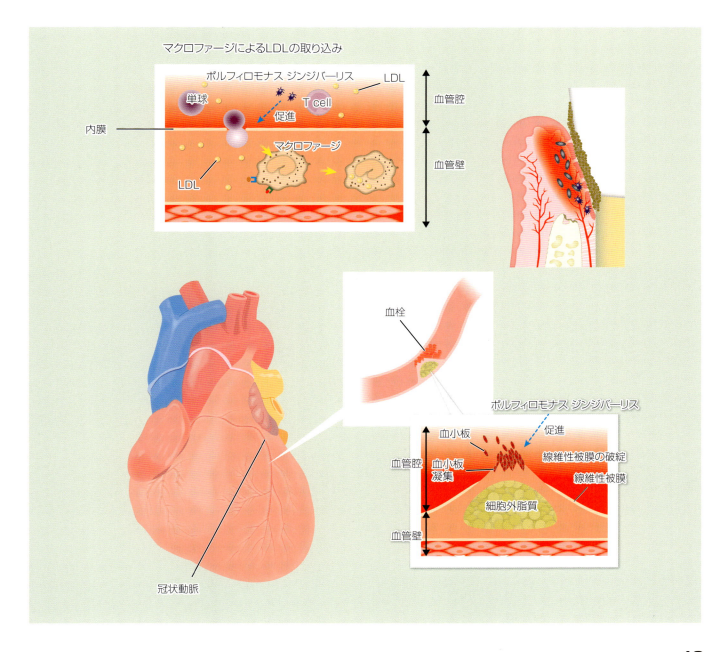

PART3　お口のトピックス

● お口の細菌と細菌性心内膜炎

　むし歯で中の神経が露出したり、歯周炎が重症になったりすると、その部分の細菌が血液中に入り込むようになります。通常の場合、防御細胞によってすぐに排除されてしまいます。しかし、心臓の弁に障害があって人工弁を入れていて弁の周りの流れがスムーズでない人や、体の防御が弱っていてうまく排除できない人は、細菌が心臓の内膜に付着、増殖してしまいます。この菌によって心内膜の炎症、心臓構造の破壊による心不全症状などを起こすのが心内膜炎です。

　口腔細菌で心内膜炎を起こす菌として、デンタルプラークの主要な菌種であるストレプトコッカスサングイニスなどのレンサ球菌がよく知られています。

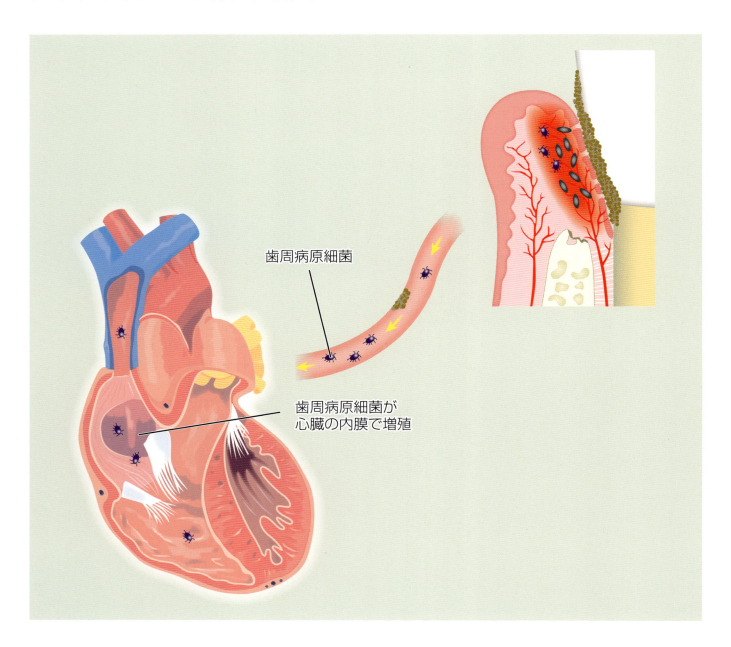

歯周病原細菌

歯周病原細菌が心臓の内膜で増殖

● お口の細菌と早期低体重児出産

　最近の研究で、歯周炎の女性では、早期低体重児出産をする確率が上昇することが報告されています。その原因としては2つのメカニズムが考えられています。

　1つは、口腔細菌が直接作用するというものです。歯周病原細菌が血液を通って胎盤にたどり着き、菌が胎盤に直接作用し早期低体重児出産にかかわるというものです。

　もう1つは、炎症で産生される物質がかかわるというものです。糖尿病と歯周炎のかかわりのところで示したように、歯周組織が炎症を起こすときはTNF-αのような炎症を起こす物質が産生されます。歯周病原細菌の成分によって、歯の周りの組織などでTNF-αやプロスタグランジンなどを含む複数の炎症を起こす物質が産生され、これが血液を介して胎盤に作用し早期低体重児出産にかかわるというのが2つめのメカニズムです。

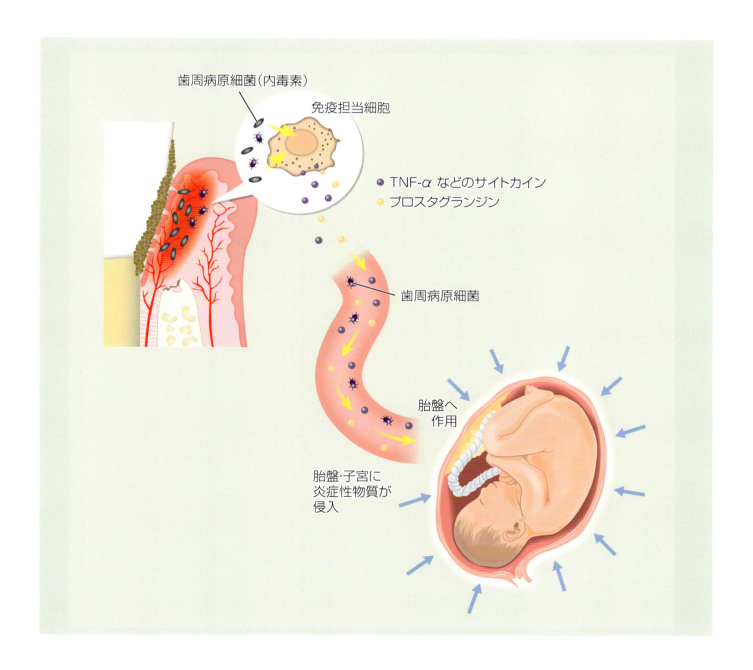

45

PART3　お口のトピックス

● お口の細菌と誤嚥性肺炎

　お口から細菌が肺に流れ込み、肺で増殖し、肺炎（誤嚥性肺炎）を引き起こす場合があります。特に高齢の方は誤嚥性肺炎になる危険性が高くなっています。

　私たちがものを飲み込むとき、舌の後ろにある喉頭蓋という部分が気管の入り口にフタのように覆い被さり食べた物が食道に流れ込むようになっています。しかし、年齢とともに反射が低下するために、食べたものが誤って気管に流れ込んでしまうことがあります。特に眠っているときには唾液を誤嚥しやすくなります。さらに年齢とともに免疫力も弱くなってきています。これが重なると、誤嚥した唾液中の菌によって肺炎が起こる危険性が高まります。

　お口の中をきちんと清掃していたお年寄りでは、肺炎様の症状を示す頻度が低いことや、お口の中の細菌が肺炎の病巣から見つかったという報告は、口腔清掃が誤嚥性肺炎の防止に有効だということを示しています。最近では、集中治療室で人工呼吸器をつけている人に対しても肺炎防止のため口腔清掃が行われています。

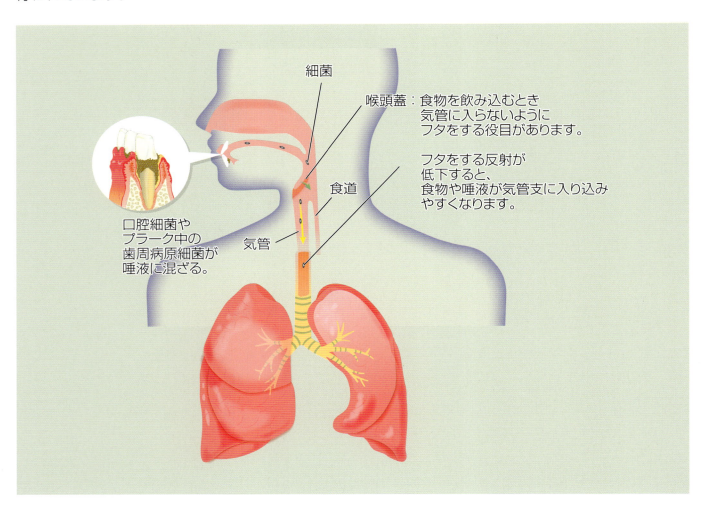

2 歯周病になりやすい人って、どんな人？

　健康なお口の中では細菌と身体の防御（免疫）のバランスが保たれています。歯周病になりやすい人は、このバランスが崩れてしまっています。歯周病の発症・進行を促進する因子であるリスクファクターは**細菌因子**、**宿主因子**、**環境因子**の3つに大きく分けられます。

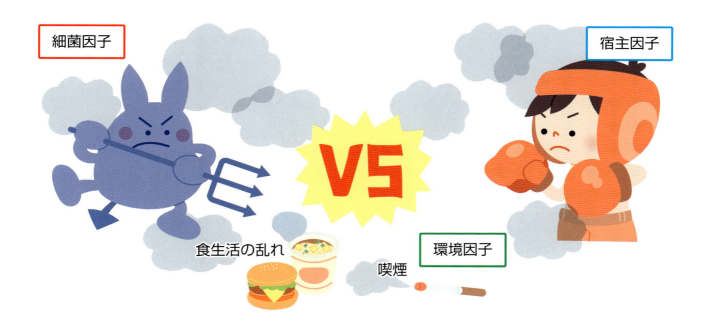

● 細菌因子：プラークの量が多く、歯周病原細菌の割合が多い人

　お口の中には700種類を超える細菌がいます。なかでも歯周病の進行に深く関与している歯周病原細菌の割合が多い人は、たとえすべての細菌の数が同じだったとしても歯周病になりやすいと考えられています。

● 宿主因子：体の抵抗力が下がっている人

　仕事が忙しいときや、体調を崩したときに歯ぐきが腫れたなどの症状を経験された方もいるでしょう。それは体の抵抗力（免疫応答）が下がってしまっているからです。歯周病の大きな特徴である歯の周りの骨が溶けてしまうという現象は、免疫応答や炎症反応によって引き起こされています。

● 環境因子：生活習慣に問題がある人

　喫煙、ストレス、不規則な食生活などの生活習慣の乱れは、崩れてしまった細菌と免疫のバランスをさらに乱し、歯周病の進行の手助けをしてしまいます。

PART3　お口のトピックス

喫煙者は歯周病になりやすい。

　ヘビースモーカーの人は、タバコを吸わない人と比べて約5倍程度歯周病になるリスクが高まります。

　たとえば、タバコには歯肉の血管を収縮させる働きがあります。そのため、歯ブラシなどによる出血という、歯周病の特徴的な自覚症状が出にくくなります。結果として発見が遅れてしまい、歯肉が腫れて膿が出る、歯が揺れる、などの症状が出たときには病気がかなり進行しているケースがあります。

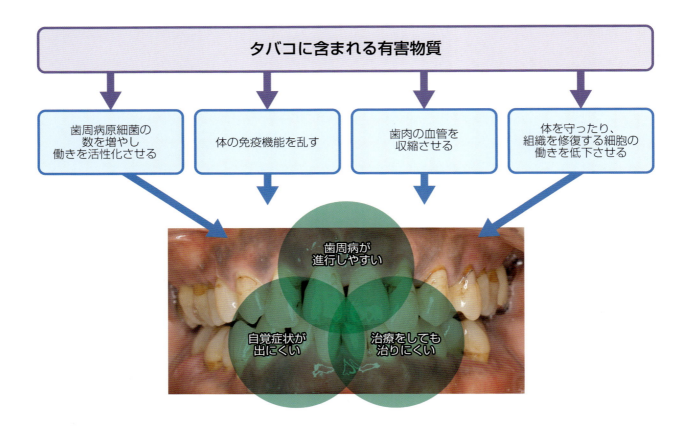

　※喫煙者は、歯周組織再生療法などの高度な治療を行ったとしても、良い経過をたどりません。そのため、歯周病の治療が必要な喫煙者には禁煙を強く勧めます。日本では平成18年より、禁煙治療は規定の条件を満たせば健康保険が適用されています。

参考文献
1）Tomar SL et al：Smoking-attributable periodontitis in the United States: findings from NHANES III. National Health and Nutrition Examination Survey. J Periodontol 71：743-751, 2000.
2）Johnson GK et al：The impact of cigarette smoking on periodontal disease and treatment. Periodontol 2000 44：178-194, 2007.

3 むし歯：気をつけたいポイント

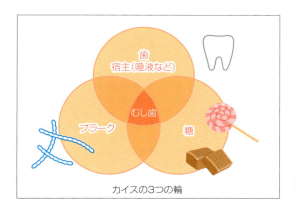
カイスの3つの輪

むし歯にならないように、各年代によって、気をつけたいポイントがあります。

歯、プラーク、糖の3つすべてが揃ったとき（カイスの3つの輪）に、むし歯は発生します。

乳幼児期

乳歯は生後6か月頃から生えはじめ、2～3歳頃までに上下合わせて20本生え揃います。乳歯は永久歯に比べて、酸によって歯が溶けやすく、いったんむし歯になると進行が早いのが特徴です。
自分で歯磨きをするようになっても、まだ上手に磨くことができないので、必ずご両親の手で仕上げ磨きをしましょう。

学齢期

永久歯は6歳頃から生えはじめます。
この時期の口の中は、乳歯と永久歯が入り混じっていて、プラークがたまりやすくなるので、丁寧な歯磨きを心がけましょう。
また、歯科医院で定期的に健診を受け、歯磨きの仕方や生え変わりの進行をチェックしてもらい、フッ化物を塗布してもらいましょう。

成人期以降

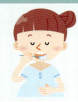

妊娠期
妊娠中はつわりなどで歯のケアがおろそかになったり、食事や間食の回数が多くなったりして、むし歯のリスクが高くなります。
一般に、妊娠5～8か月ごろの安定期であれば、治療しても問題ないとされていますので、むし歯が発見されたら歯科医師と相談して、できるだけ早く治療しましょう。

歯周病の人
歯周病などが原因で歯肉がやせて、歯根の部分が出てしまうと、歯根の表面は歯の頭の部分よりもやわらかく、むし歯になりやすいので注意しましょう。
歯周病の治療はもちろんのこと、歯根の部分にフッ化物を使いましょう（52ページを参照）。

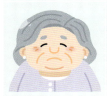

唾液が出にくい人
加齢によって唾液は出にくくなってきますが、抗うつ剤、抗圧剤などの薬を飲んでいる人や糖尿病の人でも唾液が出にくくなることがあります。
唾液が出にくいときは、食事の際によく噛んだり、唾液腺のある部分をマッサージすることで、唾液の分泌をよくしましょう。

PART3　お口のトピックス

むし歯のお話、あれこれ

● 唾液の働き

唾液の主な働き
○潤滑作用
○消化
○味覚
○浄化作用
○抗菌作用
○緩衝作用
○再石灰化作用（p.52 参照）

　唾液は、口の中の歯や粘膜を潤し、ものを飲み込んだり発音しやすくしたりしています。また、食べ物の消化を助けたり、味を感じやすくしたりもします。さらに、口の中を清潔で健康に保つために、口の中の汚れを洗い流したり（浄化作用）、細菌の繁殖を抑えたり（抗菌作用）、酸を中和して口の中を中性に保ったり（緩衝作用）、歯の再石灰化によってむし歯を防いだり（再石灰化作用）といった、さまざまな働きがあります。
　夜寝ているときは唾液の分泌が少なくなり、口の中で細菌が繁殖しやすくなっているため、寝る前には、よりいっそう口の中を清潔にしておくことが大切です。

● ステファンカーブ

　ステファンカーブは、プラーク中の pH（酸性度）の時間的な変化を表した模式図（下図）です。プラーク中の pH は、普段は中性に近いのですが、食べたり飲んだりするたびにアルカリ性から酸性に傾きます。これはプラーク中の細菌が酸を作るためです。
　pH が酸性に傾き、臨界 pH を超えると、歯の表面が脱灰されます。
　その後、唾液などの働きで pH は元に戻り、歯の表面が再石灰化されます。
　甘いものをダラダラと間食していると、脱灰の時間が長くなり、むし歯になりやすくなります。
また、寝る直前に間食をすると、寝ている間は唾液がほとんど出ないため、プラーク中の pH が元に戻らず、脱灰の時間が長くなってしまいます。

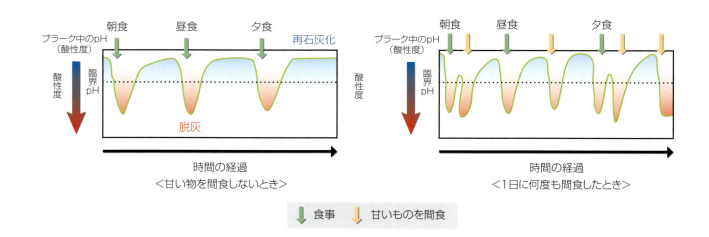

50

● むし歯になりやすいおやつ、なりにくいおやつ

　むし歯の原因となるミュータンスレンサ球菌は、砂糖などの糖を利用して酸を作ります。そのため、砂糖を多く含み、歯にくっつきやすいキャラメルや、口の中に入れている時間が長いキャンディーなどは、むし歯になりやすいので、時間と量を決めて、ダラダラと間食しないようにしましょう。

おやつの名前	プラークや酸を作る力	口の中に入れている時間	口の中に残っている時間
キャラメル トフィー	高	中	高
キャンディー ガム	高	長	低
ウェハース カステラ ビスケット			高
まんじゅう チョコレート クッキー	高	短	中
ケーキ ジャム ゼリー			低
バニラアイス クリーム	中	短	低
ポテトチップ せんべい えびせん	低	短	高 or 中

むし歯になりやすい ↑

むし歯に比較的なりにくい

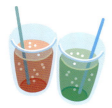

　ジュースや炭酸飲料、スポーツドリンクやイオン飲料などの飲み物にも、砂糖が含まれているものが多いので注意が必要です。せっかく甘いおやつを控えても、これらをひんぱんに飲んでいたのでは、やはりむし歯の原因になってしまいます。とくに寝る前は、砂糖を含んだ飲み物は控えましょう。

● 代用甘味料

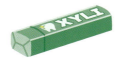

　砂糖の代わりに使用される代用甘味料は、キシリトールをはじめとして、プラークや酸を作る材料にならないため、むし歯を予防するといわれています。甘いものが欲しいときには、代用甘味料が使用されているものを選ぶのもよいでしょう。

51

PART3　お口のトピックス

● フッ化物の働き

フッ化物には、歯へのミネラルの補給を促し、歯を再石灰化させる働きがあります。
また、フッ化物で再石灰化を促した歯は、酸に強くなるため、むし歯になりにくくなります。

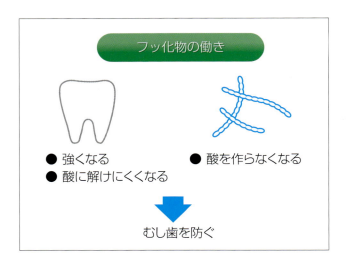

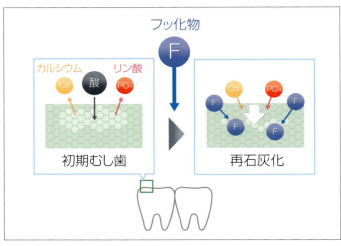

初期のむし歯では、エナメル質の脱灰と再石灰化が繰り返されます。

● フッ化物の応用法

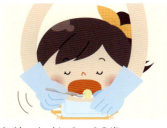

年齢：とくに1～13歳
　　　（歯が生えた直後から）
頻度：少なくとも6か月に1回

1．フッ化物の歯面塗布

歯の表層へのフッ素の取り込み量が大きい、生えたばかりの歯に対して行うのがもっとも効果的です。

むし歯になりやすいのは、歯が生えてから2～3年の間といわれているので、歯科医院などで継続して繰り返し塗ることが大切です。

成人・老年者の歯根部分のむし歯予防にも有効です。

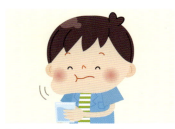

年齢：とくに4～14歳
頻度：毎日または週1回

2．フッ化物洗口

永久歯を守るための予防方法のひとつで、ブクブクうがいができるようになってから始めます。

毎日または週1回の頻度で行うのが理想です。家庭で個人単位で行うほか、学校などの施設単位で集団的に行います。

5～10mLの洗口液で30秒～1分間洗口（ブクブクうがい）します。

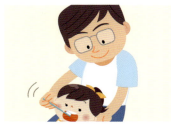

年齢：6か月～（歯が生えてから）
頻度：毎日

3．フッ化物配合の歯磨き剤

歯が生えてから生涯を通して、歯をもつあらゆる年齢の人が利用すべきホームケア用品です。毎日使うことで再石灰化の促進に役立ちます。

年齢に合った量を歯ブラシの上に出して使いましょう（p.60参照）。そして、歯磨き剤を歯の面全体に広げて泡立ちを保つように磨き、ブラッシング後には少量の水で、すすぐ回数はできるだけ少なくしましょう。

PART 4
お口をきれいにする豆事典

PART 4　お口をきれいにする豆事典

1 歯ブラシの使い分け

● 歯ブラシの硬さの選び方

　歯ブラシの毛の硬さは「かため」、「ふつう」、「やわらかめ」の3タイプに分かれています。かための歯ブラシほど、プラークを効率よく落とすことができます。しかし、歯肉や歯の状態によって適した硬さは異なります。それぞれ、どんな人に向いているのか見てみましょう。

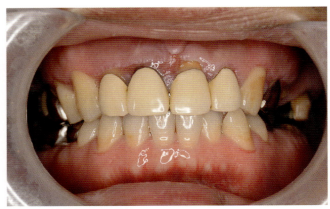 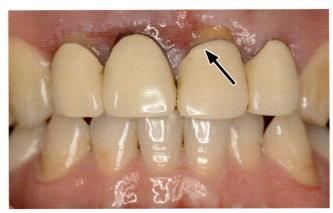

誤った歯ブラシで磨き続けると、歯肉を傷つけるおそれがあります（右図、矢印の部分）。

● かため（ハード：H）

　もっともプラークを落としやすい歯ブラシです。ただし、毛が硬いぶん、歯肉にダメージを与えてしまうこともあります。通常は歯肉を傷つける可能性があるためあまり推奨されていません。

● ふつう（ミディアム：M）

　かためのものよりプラークの除去効率は劣りますが、歯肉へのダメージは少ないため、一般的に推奨されています。

● やわらかめ（ソフト：S）

　歯肉が腫れている、歯肉が下がっていて歯の根が露出している場合、よりかための歯ブラシでは歯肉や歯に必要以上の力をかけて、傷つけやすくなります。①～④のような方は、やわらかめの歯ブラシをおすすめします。
　① 知覚過敏でしみる
　② 歯肉が薄く、下がっている
　③ 歯肉に腫れや痛み、出血がある
　④ 歯の表面がもろく、すり減っている

　ご自身で最適な歯ブラシを選ぶのはなかなか難しいことです。歯科医院であなたの歯や歯肉の状態を診てもらい、どの毛の硬さが最適かアドバイスしてもらいましょう。

● 歯ブラシヘッドの大きさ：「大きめ」と「小さめ」

歯ブラシの毛がついている部分をヘッドといいます。ご自分の口や歯の大きさ、歯並びなどによって最適な歯ブラシヘッドの大きさは異なります。それぞれの特徴を見ていきましょう。

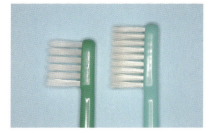

歯ブラシの毛の幅が違います。

●「小さめ」のヘッド

歯と歯の間やプラークが蓄積しやすい奥歯、ヘッドが大きな歯ブラシでは磨きづらい部分にも毛が届き、プラークを良く落とすことができます。また、いま磨いている部分を意識することができ、ブラッシングが上達します。その反面、ヘッドが小さいため一度に磨くことができる範囲は狭く、お口の中すべてを磨くには時間がかかります。

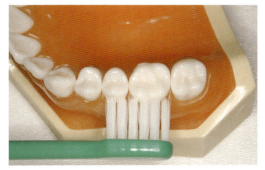 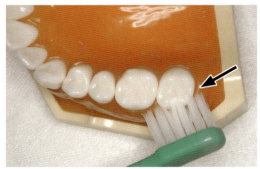

一度にブラシが歯に当たる範囲が少なく、細かく磨くことができます。また、一番奥の歯の後ろ側（矢印）まで毛先が届きます。

●「大きめ」のヘッド

小さな歯ブラシを上手に扱えない高齢者の方、手が不自由な方のプラーク除去の効率を高めるために有効です。口の中の細菌が原因で全身疾患を引き起こすことがあります。免疫力が弱い高齢者にとって歯磨きは、全身の健康維持に重要です。そのような方においては、プラークの量を少なくするということがまず必要であり、このためには「大きめ」ヘッドの歯ブラシは有用です。しかし、奥歯や歯と歯の間、歯並びが悪い場所などには毛先が届きにくいです。歯並びが悪い、歯周病にかかっているなどの方は「小さめ」のヘッドをお勧めします。

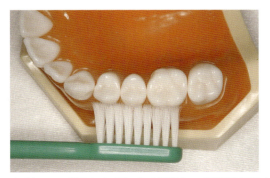 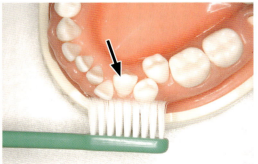

小さいヘッドよりも歯に広く接触し、広範囲を磨くことができます（写真：左）。
歯並びが悪い場所には毛先がしっかりと届きません（写真：右、矢印）。

PART 4　お口をきれいにする豆事典

2　歯磨き回数

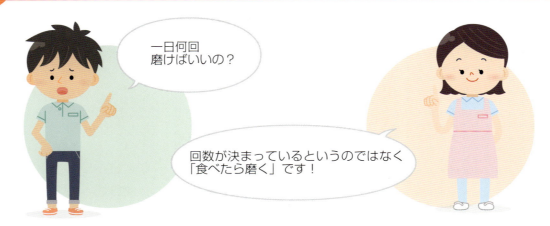

一日何回磨けばいいの？

回数が決まっているというのではなく「食べたら磨く」です！

　ものを食べるとお口の中の細菌に栄養が補給され、活動や増殖が盛んになります。また、細菌が糖分を使って酸を作り出すため、歯の表面は酸性状態となり、カルシウムやリンなどのミネラルが溶け出してしまいます（p.50参照）。つまり、細菌に栄養を与えず、活動できなくなるようにするためには、「ものを食べたら磨く」という習慣をつけ、細菌とプラークを取り除くことが大切です。

　しかし、外出などで食後に歯磨きができない場合もあります。そんなときは、夜寝る前にていねいな歯磨きを心がけましょう。夜寝ているときには、お口の中の動きが少なくなるため唾液もあまり出なくなり、細菌が活動しやすい環境になってしまいます。こうなる前に、ブラッシングでお口の中の細菌の数を減らしておくことが重要です。また、起床直後は細菌数が最も多い状態になっているため、起床後のブラッシングも効果的であるといえます。

　どんなに歯磨きの回数が多くても、磨けていないところがあれば、むし歯や歯周病の原因になってしまうため、正しいブラッシング法を身につけることは重要です。

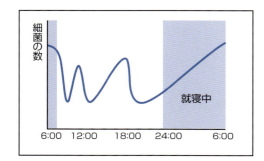

口腔内細菌数の変動イメージ

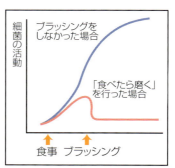

「食べたら磨く」の効果

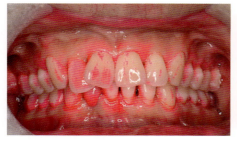

起床後ブラッシングなし

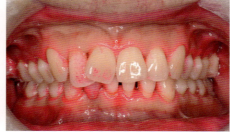

起床後ブラッシングあり

プラークの染め出し

参考文献
Nolte WA: Oral microbiology with basic microbiology and immunology, 4 th ed, 198-201, Mosby, 1982.

3 ブラッシング圧と効果

● ブラッシング圧とストローク

　プラークは基本的にはやわらかいものです。適切に歯ブラシを当てていれば、ごく軽い力でも十分プラークを取ることがきます。一般的にブラッシング圧は、普通のかたさの歯ブラシを使った場合、300g前後が良いといわれています。

　ブラッシングを一生懸命やっていて、歯ブラシの毛先がすぐに広がってしまうという人がいます。これはたいていの場合、歯ブラシを強く押しつけ過ぎているからです。このようにブラッシング圧が強すぎると、歯肉を痛め、とくに研磨剤を含む歯磨き剤（歯磨き粉）と併用すると歯の表面が削れてしまうこともあります。また、細かなプラークは取れないというマイナスの結果になってしまいます。

　歯ブラシを動かす幅（ストローク）の大きさも大事です。基本的なストロークは、歯ブラシを歯と歯肉の境目に当て、小刻みに約5mmの幅で前後に動かします。ストロークが大きいと毛先がうまく歯に作用しなくなり、歯と歯の間に磨き残しができてしまいます。

　強いブラッシング圧と大きいストロークが原因で、歯肉を傷つけたため炎症を起こしたり、また、歯の表面を削ってしまい知覚過敏を起こす場合もあります。

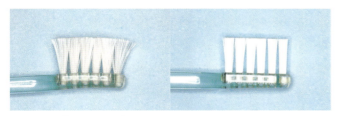

左：強いブラッシング圧により1か月もたたないうちに、毛先が広がってしまった歯ブラシ（右：新品の歯ブラシ）

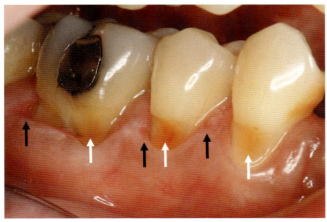

強いブラッシング圧、大きいストロークも原因となる歯の磨耗（白矢印）と歯肉の創傷（黒矢印）。

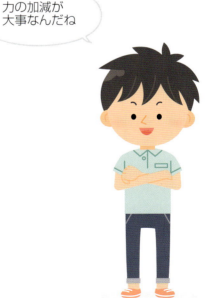

力の加減が大事なんだね

PART 4　お口をきれいにする豆事典

● 歯肉のマッサージ効果

　ブラッシングには、大きな目的が二つあります。一つはプラークを取るということ。これが一番重要な目的です。そしてもう一つは、歯肉のマッサージを行うということです。

・歯ブラシで歯肉の表面をこする。
　↓
・歯肉の血管が圧迫を受けて血液循環が促進、血液の流れが良くなる。
　↓
・マッサージ効果によって歯肉の炎症の改善を期待する。

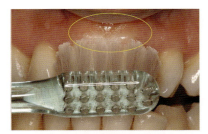
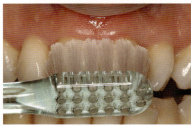

歯ブラシを歯肉に押しつけると、毛先が当たったところのまわりが白くなります。そして、パッと離すと白くなった歯肉が一瞬で赤く戻るのがわかります。歯肉の毛細血管の血液循環がイメージできると思います。

● ブラッシング圧に配慮したプラークコントロールの例

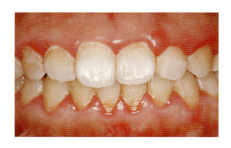

　Fさん（37歳、女性）は、歯ブラシを歯肉に当てると出血するので、歯肉に歯ブラシの毛先が触れないようにしていたとのことで、歯だけを磨いていました。歯との境目の歯肉が赤く炎症を起こしています。
　そこで、軽いブラッシング圧でストロークを小さくするように気をつけ、歯ブラシが歯肉に当たった感触を確認してブラッシングする「歯肉磨き」をお勧めしました。歯肉の炎症が強い場合は、やわらかめの歯ブラシを選ぶとよいでしょう。

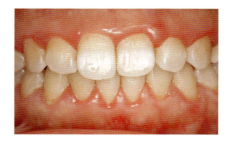

　すると写真のように、歯肉磨きを始めて3週間目には歯肉の炎症が少なくなりました。

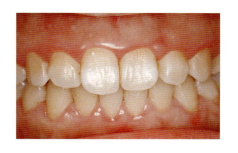

　6週間後には歯肉の赤みはさらに少なくなりました。ブラッシングによるプラークの除去と、歯肉マッサージ効果で歯肉の炎症が改善されました。さらに改善させるために、ここから歯科医師・歯科衛生士が、歯と歯肉の間（歯肉溝、歯周ポケット）を治療していきます。

4 歯磨き剤（歯磨き粉）

　ブラッシングの際、歯磨き剤を使用すると、むし歯の予防、ステイン（歯の着色汚れ）の除去、爽快感を得るなどの効果が期待できます。歯磨き剤は、基本成分からなる**化粧品の歯磨き剤**と、基本成分のほかに、むし歯や歯肉炎の予防などを目的とする薬用成分が含まれた**医薬部外品の歯磨き剤**に分類されます。

● 成分と作用

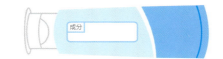

＜基本成分＞

種類	成分	作用
清掃剤（研磨剤）	炭酸カルシウム、無水ケイ酸など	プラークやステインなどを落としやすくする
湿潤剤	グリセリン、ソルビトールなど	歯磨き剤に湿り気を与え、ペースト状に保つ
発泡剤	ラウリル硫酸ナトリウムなど	口の中で泡立たせ、有効成分を速やかに口の中全体に行き渡らせる
粘結剤	カルボキシメチルセルロースなど	適度な粘度を与え、歯肉を傷つけにくくする
香味剤	メントール、ミントなど	香りや味をつけ、歯磨き剤を使いやすくする
保存剤	パラベン類、安息香酸ナトリウムなど	変質を防ぐ

＜薬用成分＞

目的	薬用成分名
むし歯の予防	フッ化ナトリウム、モノフルオロリン酸ナトリウム
歯肉炎の予防	イソプロピルメチルフェノール、塩化セチルピリジウム、トリクロサンなど

　このほかに、歯がしみるのを防いだり、プラークや歯石の沈着を防ぐ成分が含まれているものもあります。

● むし歯の予防に効果的な使い方

　むし歯の予防のためにはフッ化物が入った歯磨き剤を使用しましょう。その際、年齢に合った量を歯ブラシに乗せて使いましょう。

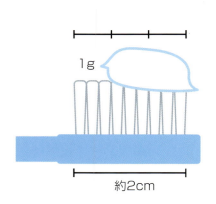

年　齢	量の目安	
6か月 （歯が生えてから） ～2歳	※切った爪程度／半米粒大 歯科医師に要相談	（0.02g程度）
3～5歳	0.5cm程度／豆つぶ大	（0.25g程度）
6～7歳	子ども用歯ブラシの半分程度	（0.5g程度）
8～9歳	子ども用歯ブラシの2/3程度	（0.7g程度）
10歳～	歯ブラシの2/3程度	（1.0g程度）

　小学校高学年頃からは1g程度使用するとよいでしょう。
　目安は、ヘッドの長さが2cmの歯ブラシで2/3くらいです。

　ブラッシング後には少量の水ですすぎますが、回数はできるだけ少なくしましょう。あまりたくさんすすいでしまうと、フッ化物が流れ出てしまいます。
　また、1～2時間程度は飲食をしないようにしましょう。

5 洗口剤

　洗口剤（洗口液）には主にお口の中の浄化や、口臭を予防するといった効果がありますが、ブラッシングのようなプラーク除去効果はありません。歯周組織の健康を維持するための補助的なものとして使用して下さい。

　一般的な使用法として、約30秒間ブクブクうがいをしてお口のすみずみまで行き渡らせてから吐き出して下さい。水などですすがないため、一定の時間お口の中で効果を持続させることができます。

● 種類

化粧品………お口の中の浄化、口臭予防
医薬部外品…お口の中の浄化、口臭予防に加え、プラーク付着抑制、歯肉炎予防、
　　　　　　歯石の沈着の防止、清涼感、むし歯予防、出血の予防など

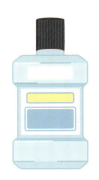

● 分類、有効成分とおもな製品名

分類	有効成分	製品名
ビグアナイド系化合物	グルコン酸クロルヘキシジン（CHX）	コンクールF
フェノール化合物（エッセンシャルオイル）	1,8-シネオール、チモール、サリチル酸メチル、メントール	薬用リステリン®、薬用リステリン®ナチュラルケア
第四級アンモニウム化合物	セチルピリジニウム塩化物	ガム・デンタルリンスナイトケア
陽イオン界面活性剤	ベンゼトニウム塩化物	クリアクリーンデンタルリンス・ソフトミント

● 使用上の注意点

　洗口剤には原液タイプのものと、希釈をして（薄めて）使用するものがあるので注意して下さい。

　洗口剤の中にはエタノールが含まれているものがあり、それにより、粘膜への刺激を感じる人もいます。その場合には歯科医師や歯科衛生士に相談し、（効果は低くなりますが）薄めるか、エタノールの含まれていないものを使いましょう。

　大人が誤って大量に飲んだ場合や、幼児が間違えて飲んだ場合、その製品を持って、医師の診察を受けて下さい。お子さんが間違って飲んでしまわないよう、お子さんの手の届かないところに保管して下さい。お子さんには歯科医院でのフッ化物の塗布や、フッ素配合歯磨き剤の使用で十分です。

　洗口剤の中には歯の着色の原因となったり、味覚が鈍くなったりしやすいものもあります。

参考文献
1) 興地隆史　監修．竹中彰治　編著：洗口液なるほど活用術．デンタルダイヤモンド社，東京，2016．
2) Moran JM: Home-use oral hygiene products: mouthrinses. Periodontol 2000 48: 42-53, 2008.
3) Barnett ML: The role of therapeutic antimicrobial mouthrinses in clinical practice: control of supragingival plaque and gingivitis. J Am Dent Assoc 134: 699-704, 2003.

6 PTC・PMTC

● PTC（Professional Tooth Cleaning）とは

歯科医師や歯科衛生士が行う、お口の健康を守るための処置のことです。
う蝕や歯周病などの原因となるプラークおよびバイオフィルムの除去や歯面研磨を行います。

■ 術者がそれぞれの患者さんのお口に必要な予防プログラムを考えて行います。
1. 口腔衛生状態の評価・指導
2. 歯面研磨（清掃）
3. スケーリング（必要に応じて）
4. 歯根面露出部のう蝕予防

なるほど！

● PMTC（Professional Mechanical Tooth Cleaning）とは

患者さん自身（セルフケア）ではプラークの除去が困難な部位に対して、熟練した歯科医師・歯科衛生士がフッ化物含有ペーストと専用器具を使って、機械的にすべての歯面の歯肉縁上と歯肉縁下（1㎜〜3㎜）のプラークを選択的に除去することです。

P	Professional	＝ 専門家による
M	Mechanical	＝ 専用の機械を使った
T	Tooth	＝ 歯の
C	Cleaning	＝ クリーニング

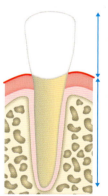
歯肉縁上
歯肉縁下

POINT PTCには以下の3通りの考え方があります。
①歯ブラシや歯間ブラシ・フロスなどを使用した、ていねいな専門家磨きのこと。
②スケーリング・ルートプレーニングとPMTCを組み合わせてPTCと呼ぶ。
③PTCとPMTCは同じ内容である。

● PMTC の各ステップ

① プラークの染め出し

患者さん自身ではプラーク除去が困難な部位を明確にするために、プラークの染め出しが最初のステップです。

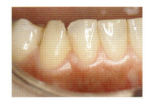 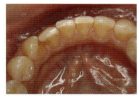 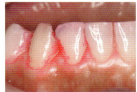 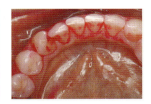

② 研磨材塗布

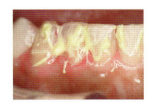

歯間部にフッ化物の入った歯磨き剤を塗布します。
シリンジの先で歯間乳頭を押し下げて歯間部に挿入したり、ラバーカップなどに直接付けて塗布します。

③ 隣接面（歯と歯の間）の清掃、研磨

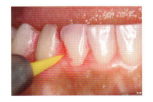 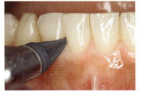 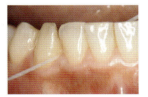

隣接面のプラーク除去が PMTC のポイントです。往復運動式のプロフィハンドピースとエバチップという器具の組み合わせで行われることもあります。

④ 頰側、舌側、咬合面の清掃、研磨

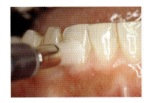 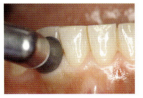 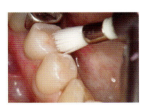

ラバーカップやブラシを用いて、歯と歯肉の間を中心にきれいにします。

⑤ 歯面および歯周ポケット内の洗浄

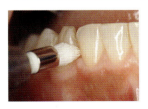 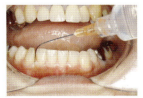

口腔内に残存している研磨剤を十分に洗い流します。
歯周ポケット内はシリンジを用いて洗浄します。

⑥ 術後

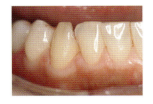 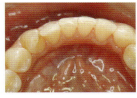

最初の①と比較し、隣接面のプラーク除去がとくによく行われています。

この度は弊社の書籍をご購入いただき、誠にありがとうございました。
本書籍に掲載内容の更新や訂正があった際は、弊社ホームページ「追加情報」
にてお知らせいたします。下記のURLまたはQRコードをご利用ください。

http://www.nagasueshoten.co.jp/extra.html

新 やさしい説明、上手な治療　Vol.1
細菌から体を守るプラークコントロール　　　　ISBN 978-4-8160-1332-4

Ⓒ 2017. 10. 19　第1版　第1刷　　　　　　　編　著　　齋藤　淳
　　　　　　　　　　　　　　　　　　　　　発 行 者　　永末英樹
　　　　　　　　　　　　　　　　　　　　　印刷・製本　株式会社サンエムカラー

発行所　株式会社　永末書店

〒602-8446　京都市上京区五辻通大宮西入五辻町 69-2
(本社) 電話 075-415-7280　FAX 075-415-7290　(東京店) 電話 03-3812-7180　FAX 03-3812-7181
永末書店 ホームページ　http://www.nagasueshoten.co.jp

＊内容の誤り、内容についての質問は、弊社までご連絡ください。
＊刊行後に本書に掲載している情報などの変更箇所および誤植が確認された場合、弊社ホームページにて訂正させていただきます。
＊乱丁・落丁の場合はお取り替えいたしますので、本社・商品センター(075-415-7280)までお申し出ください。

・本書の複製権・翻訳権・翻案権・上映権・譲渡権・貸与権・公衆送信権（送信可能化権を含む）は、株式会社永末書店が保有します。

JCOPY　＜(社)出版者著作権管理機構　委託出版物＞
本書の無断複写は著作権法上での例外を除き禁じられています。複写される場合は、そのつど事前に、(社)出版者著作権管理
機構（電話 03-3513-6969、FAX 03-3513-6979、e-mail: info@jcopy.or.jp）の許諾を得てください。